Ich stehe hier, weil ich gut bin

DR. MED. DILEK GÜRSOY

Mit Doreen Brumme

Ich stehe hier, weil ich gut bin

**Allein unter Männern:
Eine Herzchirurgin
kämpft sich durch**

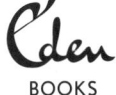

BOOKS

Inhalt

Für Mama

Auf die Bühne, fertig, los!

»Ich stehe hier, weil ich gut bin.«

Stille.

Mein Herz klopfte mir bis zum Hals. In meinen Ohren rauschte das Blut. Ich wartete auf die Menschen im Saal. Wie würden sie reagieren? Hatten sie mich gehört? Hatte ich die richtigen Worte gefunden?

Ich stand allein auf der Bühne. Zum ersten Mal vor so vielen Menschen, die keine Mediziner waren. Meine bisherige Bühnenerfahrung beschränkte sich auf medizinische Konferenzen und Kongresse. Da war ich unter Weißkitteln, unter Leuten meines Faches. Und wurde nach meinen Vorträgen mitunter regelrecht auseinandergenommen. Meinen sogenannten Impulsvortrag hier auf der Messe herCAREER sollte ich dagegen vor Nichtmedizinern halten. Ganz ohne weißen Arztkittel. Wie würden sie mich und meine Leistung beurteilen?

Das kleine weiße Mikrofon schmiegte sich an meine Wange, festgeklemmt an meinem rechten Ohr. Es war an: Alle konnten meinen Atem hören! Meine Rede hatte ich nicht vorbereitet. Einfach losplaudern, ein bisschen was zu mir und meinem Werdegang erzählen. Das hatte mir die Moderatorin des Abends, Anke Fabian, die mich auch als Erste begrüßt und zu meinem Platz gebracht hatte, gerade eben noch hinter der Bühne mit auf den Weg ins Rampenlicht gegeben, bevor sie mich dem Publikum ankündigte, um mir nach dem kurzen Begrüßungsapplaus eben diese Bühne ganz zu überlassen. Hier stand ich nun. Das Licht der Scheinwerfer blendete mich. In der Menge vor mir konnte ich kein Gesicht ausmachen. Keine Gemütsregung ablesen. Was die wohl von mir erwarteten? Ich kannte hier niemanden, und mich kannte auch keiner. Noch nicht. Ich war angespannt. Fühlte mich irgendwie fehl am Platz.

Kurz vor meinem Bühnenauftritt hatte ich mit der damals amtierenden Bundesministerin für Wirtschaft und Energie im Kabinett III von Bundeskanzlerin Angela Merkel (CDU), Brigitte Zypries (SPD), zusammengesessen. Als wir einander vorgestellt wurden, fragte mich die Frau Ministerin, ob ich die Dame von der Lufthansa sei. Ich klärte sie auf und fragte mich insgeheim, was ich auf dieser Veranstaltung sollte. Und als ich der gestandenen Politikerin erzählte, was ich tue, hörte sie mir ganz gespannt zu. Die Aufmerksamkeit, die Frau Zypries mir schenkte, ihr offenbar echtes Interesse an meiner Arbeit ehrten mich und erfüllten mich auch mit Stolz. Dann war da aber auch noch dieser Herr Staatssekretär, seinen Namen habe ich mir nicht gemerkt, der mich, nachdem wir uns einander vorgestellt hatten, mit den Worten begrüßte: »... ah, das gute Beispiel für Erfolg trotz Migrationshintergrund«. Sein aufgesetztes Lächeln konnte ich nicht erwidern. Ich war doch nicht hier, weil ich türkische Wurzeln hatte! Höflich wandte ich mich von ihm ab. Gern wäre ich in diesem Moment gegangen.

Ich war nicht vorbereitet auf diese Messe. Eine Karrieremesse, die vor allem Frauen zusammenbrachte, um sich auszutauschen, zu vernetzen und zu unterstützen. Ich kannte weder das eine noch das andere aus meinem Job. Dort war ich oft die einzige Ärztin in einer Männerrunde am Tisch – im OP-Saal wie in der Kantine. Und wenn ich auf Kolleginnen stieß, dann war ich trotzdem allein. Ich habe noch nie erlebt, dass eine Ärztin eine Kollegin unterstützt hat.

Die Frauen, die ich hier auf der Messe traf, waren Frauen, die gerade noch studiert hatten und jetzt versuchten, in ihren Berufen Fuß zu fassen. Frauen, die gegründet hatten und sich gerade ihre selbstständige Existenz aufbauten. Und Frauen, die es bereits geschafft hatten und hochrangige Fach- und Führungspositionen besetzten. Aber waren sie Frauen wie ich? War ich wie sie? Passte ich dazu? War ich auf dieser Messe richtig?

Als ich am Veranstaltungsort eintraf, hatte ich keinen blassen Schimmer, was mich dort erwartete. Ich war weder auf die Gespräche noch auf das Netzwerken und schon gar nicht auf den Stil dieser Veranstaltung vorbereitet. Die meisten waren an diesem Abend elegant gekleidet und hatten sich offensichtlich extra zurechtgemacht. Mir ging beim ersten Anblick der gestylten Frauen tatsächlich das Wort »Tussen« durch den Kopf. Doch was wusste ich damals schon?

Ich war vollkommen unbedarft und, zumindest was den Charakter einer solchen Veranstaltung betraf, naiv. An diesem Abend im Oktober 2017 in München fühlte ich mich nicht zugehörig. Was redeten die? Und was hatten die an? Ich war im Hotelzimmer nur schnell in einen meiner beiden Anzüge gestiegen, die mir seit 15 Jahren passten und gute Dienste leisteten und immer dann zum Einsatz kamen, wenn ein geschäftlicher Termin anstand. Nichts Modernes, Standard halt. Etwas, in dem ich mich wohlfühlte. Für heute erschien mir der hellbraune Zweiteiler passend. Schwarzes T-Shirt drunter. Fertig. Meine Haare hatte ich wie immer nur kurz mit den Fingern zurechtgewuselt. Die Locken fielen sowieso, wie sie fielen. Schon immer. Jegliche Mühe, sie anders als natürlich zu stylen, war vergebens. Da in der knappen Zeit, die mir bis zum Beginn der Abendveranstaltung noch blieb, nicht viel zu machen war, ließ ich es mit einer Frisur gleich ganz. Make-up trug ich sowieso nie. Warum sollte ich das heute anders machen? Ich schlüpfte noch schnell in meine schwarzen Pumps mit einem kleinen Absatz – Hauptsache: bequem! Mir gefiel mein Spiegelbild. Ich hatte mich nie für besonders schön, dafür aber immer schon für unverwechselbar gehalten. Die auffallenden dunklen Augenbrauen über meinen grünbraunen Augen haben etwas Charismatisches. Ich mag mein Lächeln und sehe mich gern lachen, so richtig aus vollem Herzen mit weit aufgerissenem Mund. Nun gut, nach Lachen war mir gerade nicht zumute. Ich griff nervös an meine Kette. Ein bisschen Bling-Bling ist das Einzige, worauf ich immer Wert lege. Ich hatte mich heute für eine kurze Kette mit einem Aquamarin entschieden. Blau ist meine Lieblingsfarbe, und der strahlende kleine Anhänger mein Talisman. Und mit dem stand ich jetzt auf der Bühne. Allein.

Ich blinzelte im Scheinwerferlicht. Ich, die im OP-Saal die Ruhe in Person ist, wenn die Scheinwerfer angehen, die mit Selbstsicherheit einen Brustkorb öffnet und sich geduldig bis zum schlagenden Herz vorarbeitet, es mit den eigenen Händen herausnimmt, Schnitt für Schnitt heraustrennt und mit einem Kunstherz ersetzt, stand hier aufgeregt auf der Bühne und wartete ungeduldig auf die Reaktion der Besucher. Auf ein Zeichen von irgendjemandem. Irgendeins. Wie lange wartete ich schon? Es können nur Bruchteile von Sekunden gewesen sein, die sich für mich jedoch hinzogen wie Minuten.

Nichts. Kein Ton. Als würde die Zeit stillstehen.

Dann hörte ich sie. Zwei Worte: »Ja, genau!« Tosender Beifall brandete auf und schwappte wie eine große Welle auf die Bühne bis vor meine Füße. Der Applaus, den ich erntete, war so viel stärker als der eben zu meiner Begrüßung. Ich war darüber verwundert, hatte ich mit dem einen Satz doch nur gesagt, was ich denke, und mich gezeigt, wie ich bin. Ich atmete tief durch. Als das Klatschen abebbte, tat ich genau das, was mir Anke zuvor geraten hatte. Ich redete einfach drauflos: »Einen wunderschönen guten Abend! Danke für die Einladung, Natascha Hoffner«, sagte ich und wandte mich damit direkt an die Frau, die die Messe ins Leben gerufen hatte. »Mein Name ist Dilek Gürsoy. Ich bin Herzchirurgin und die erste Frau, die in Europa ein komplettes Kunstherz implantiert hat.« Ich sah, wie die Menschen vor der Bühne aufmerksam wurden. Sich aufrechter hinsetzten, neugierig zu mir aufschauten, mich wirklich ins Auge fassten. Das gab mir ein gutes Gefühl. Verlieh mir noch mehr Sicherheit. »Ich wurde 1976 in Neuss geboren. Meine Eltern waren türkische Gastarbeiter«, erzählte ich den Menschen vor mir weiter. Mit jedem Satz, den ich in den Raum sprach, fühlte ich mich sicherer. Ich ließ meinen Blick über die vielen Köpfe schweifen und erkannte unter ihnen einzelne Gesichter. Unbekannte, aber durchaus wohlwollende und gespannte Augenpaare schauten mich an. Der Großteil des Publikums war weiblich. Auch darin unterschied sich dieser Bühnenauftritt von meinen vorherigen. In meinem Metier, der Herz- und Kunstherzchirurgie, gibt es fast nur Männer. Ich stand zum ersten Mal vor einem fast ausschließlich weiblichen Publikum! Manche der Frauen lächelten mir aufmunternd zu. Die wollten offenbar hören, was ich zu sagen hatte.

Ich sprach ganz kurz über meine Kindheit und Schulzeit. Und dann redete ich über meine Arbeit. Ich erzählte von meinem Weg in die Herz- und Kunstherzchirurgie, einer bis heute von Männern dominierten Disziplin, die mitunter auch als Königsdisziplin der Medizin bezeichnet wird. Ich berichtete davon, wie es ist, die erste Frau Europas zu sein, die ein komplettes Kunstherz implantiert hatte. Dafür erntete ich spontanen Beifall aus allen Ecken des Saales. Als ich darüber sprach, dass ich für meine außerordentliche Leistung als Kunstherzchirurgin nicht nur kollegiale Anerkennung, sondern auch Neid und Missgunst erfuhr, nickte so manche meiner Zuhörerinnen wissend. Ich spickte meine Erzählung mit beiläufigen Anekdoten aus dem Klinikalltag. So, wie sie mir gerade einfielen. Als ich erwähnte, dass es nach der allmorgendlichen Besprechung immer die Herren waren, die jedes Mal wie mit der Peitsche getrieben den Konferenzraum verließen und eilig an mir vorbeidrängelten, mich dabei teilweise sogar zur Seite schubsten, als ginge es darum, der Erste im Ziel zu sein – welches Ziel? –, lachten viele Frauen im Saal laut auf.

Mit dieser Zustimmung hatte ich an dieser Stelle nicht gerechnet. Doch klar, ein solches Verhalten männlicher Kollegen hatten viele der Zuhörerinnen sicher selbst schon erlebt. Ganz gleich, ob in einem DAX-Unternehmen, einer Kanzlei, einer Redaktion oder, wie bei mir, in einer Klinik, es scheint ein ungeschriebenes Gesetz zu sein, dass ein Mann den Konferenzraum vor dem Chef oder zumindest an dessen Seite verlassen müsse. Ein Chef, der sich, je nach Charakter mal mehr, mal weniger in der ihm zuteilwerdenden Aufmerksamkeit sonnte. Wahrscheinlich gingen viele der Frauen, die mich jetzt anblickten, genau wie ich immer als eine der Letzten aus dem Raum, in normalem Tempo. Hinter dem Chef. Mit Blick auf die Rückseite der Horde voranstürmender Männer – nicht: Gentlemen.

Nach gut zwanzig Minuten beendete ich meine Rede. »Ich stehe hier, weil ich gut bin. Warum ich das sage? Weil es sonst keiner tut.« Und dann stand ich da, mitten im nicht enden wollenden Applaus. Das erste Mal in meinem Leben klatschten so viele Menschen mir zu.

Weil ich eine Frau war, die es geschafft hatte.

— • —

Kaum war ich an diesem Abend von der Bühne runter, kamen Unzählige der Frauen, die eben noch im Publikum saßen, mir zugehört und mich beklatscht hatten, schnurstracks auf mich zu. Oh mein Gott! Was wollten die alle von mir? Ich war aufgeregter als zuvor oben auf der Bühne. Wenn sich das überhaupt noch steigern ließ!

Doch anstatt mich zu umringen und mich von allen Seiten zu bedrängen, um irgendwie meine Aufmerksamkeit zu erheischen, bildeten die Frauen eine Warteschlange. So, wie wir uns in Deutschland immer hintereinander anstellen, wenn wir etwas haben wollen, das zugleich auch viele andere gern hätten. In dieser Schlange vor mir wurden keine Ellenbogen ausgefahren, keine Frau drängelte sich vor, und es beschwerte sich auch keine. Mit offenem Mund staunend stand ich da, versuchte, meine Fassung zu wahren, und reichte der Ersten in der Schlange meine Hand.

Die Frauen hinter ihr warteten geduldig, bis sie direkt vor mir standen. Eine nach der anderen, manche auch zu zweit, begrüßte mich, stellte sich mir vor, schüttelte herzlich meine Hand und wechselte ein paar Worte mit mir. Während die einen mir begeistert zu meiner Rede gratulierten, sich für meine offene, ungezwungene Art auf der Bühne bedankten und mir kurz von ihren eigenen, ähnlichen Erlebnissen in der Berufswelt erzählten, fragten die anderen interessiert nach meiner Arbeit in der Klinik und der Forschung. Die Frauen baten mich um meine Meinung, wollten wissen, wie ich über dies und jenes denke. Ganz viele drückten mir ihre Visitenkarte in die Hand und baten mich darum, sie unbedingt zu kontaktieren. Per E-Mail, soziale Medien oder Anruf. Xing- und LinkedIn-Adressen flogen mir nur so um die Ohren – und ich dachte nur, dass ich meine eigenen Accounts in diesen sozialen Netzwerken jetzt erst mal auf Vordermann bringen müsste! Das würde ich schleunigst tun, am besten gleich morgen, nahm ich mir vor. Ich bekam auch Einladungen zu weiteren Veranstaltungen. Eine Journalistin vereinbarte einen Interviewtermin mit mir. Und natürlich wurden ohne Ende Fotos von und mit mir gemacht.

In diesem Moment spann ich die ersten Fäden meines Netzwerks und verknüpfte sie mit Frauen aus ganz Deutschland und teilweise sogar aus dem Ausland. Ein Netzwerk, das mir fortan stabilen Rückhalt bieten und noch so manche Tür öffnen sollte. Die Tragweite dessen war mir damals allerdings noch gar nicht bewusst. Ich ahnte nur, dass gerade etwas Neues begonnen hatte. Indem ich der Einladung von Natascha Hoffner auf diese Messe gefolgt war, hatte ich eine Weiche gestellt. In meinem Leben würde sich künftig etwas ändern. Hätte mir an diesem Abend jemand gesagt, dass ich von nun an häufiger im Rampenlicht stehen und auf Veranstaltungsbühnen, in Zeitungen, im Radio und sogar im TV über mich, meine Arbeit und meine Vision sprechen würde, ich hätte vehement den Kopf geschüttelt. Doch davon später mehr.

Ich erlebte an diesem Abend in München ein bis dahin nie da gewesenes Interesse an meiner Person, meiner Arbeit und meiner Meinung. Ich wurde angenommen, so wie ich gekommen war: ehrlich. Ungeschminkt. Und in meinen Schuhen, den gefühlt flachsten der ganzen Veranstaltung.

Natürlich baute ich an diesem Abend auch mein Vorurteil ab: Ich hatte bei keinem Gespräch, das ich auf der herCAREER führte, das Gefühl, die Begegnung sei oberflächlich. Keine der Frauen, die ich dort kennenlernte, bestätigte meinen ersten Eindruck von einer Tussi-Veranstaltung. Im Gegenteil: Jede dieser gestandenen Frauen, die wegen meiner Geschichte an mich herangetreten war, hatte ihre eigene Geschichte erlebt und mitgebracht, die sie mir kurz erzählte und die sie zu der machte, die sie ist. Und darum ging es hier in diesen »Biografie-Gesprächen« ganz offensichtlich. Sich einander die eigene Geschichte zu erzählen und Gemeinsamkeiten zu finden: Erfahrungen, Motive, Visionen. Schließlich sind Frauen mit derartigen Gemeinsamkeiten Gleichgesinnte, die nicht selten zu Verbündeten werden. Das durfte ich nach der herCAREER noch oft genug selbst erfahren.

Für mich war dieser Abend meine erste Lehrstunde im Netzwerken gewesen. Ich stand spätabends im Hotelzimmer, die Hand voller Visitenkarten, den Kopf voller Gesprächsfetzen. In dem Moment war ich vor allem von der Herzlichkeit schwer beeindruckt, mit der mich die herCAREER über Stunden umarmt hatte. Das war für mich eine völlig neue Erfahrung. Ich bin heute, in der Rückschau, sehr froh darüber und dankbar dafür, dass Natascha Hoffner mich als impulsgebenden Überraschungsgast auf ihre Messebühne geholt hatte, und staune ehrlich gesagt noch immer darüber, dass ich die Einladung überhaupt angenommen hatte. Doch warum auch nicht!

Als Natascha mich zunächst per LinkedIn, dann per Mail und schließlich auch am Telefon fragte, ob ich bereit wäre, auf ihrer Messe einen Impulsvortrag zu halten, fühlte ich mich sehr geehrt und brauchte gar nicht lange zu überlegen, um ihr zuzusagen. Aber ja doch, gern! Ich bin dabei! Ich war damals ziemlich neugierig und spürte auch Nataschas Neugier durchs Telefon, die, wie ich später erfuhr, während unseres ersten Telefonats mitten im Leben stand – in ihrer Küche zwischen Mehl und Milch, um mit ihren Kindern Muffins zu backen. Wie hatte sie mich eigentlich gefunden? Als ich sie später danach fragte, sagte Natascha Hoffner mir: »Wir organisieren einmal jährlich die herCAREER als ein Leitevent für die weibliche Karriereplanung in München und inzwischen weit darüber hinaus. Wir sprechen Frauen an, die etwas erreichen wollen und denen Erfolg im beruflichen Kontext wichtig ist. Die Idee dabei ist, von den Erfahrungen anderer zu profitieren und Studierende, Absolventinnen, aber auch Frauen in Fach- und Führungspositionen sowie Gründerinnen Möglichkeiten zu bieten, sich über Hierarchien hinweg zu vernetzen. Am Abend des ersten Messetags veranstalten wir ein ganz besonderes Event: die herCAREER@Night mit rund 40 bis 45 sogenannten *table captains* – Persönlichkeiten aus Wirtschaft, Wissenschaft, Kultur und Politik. Der Abend wird immer mit einem Impulsvortrag angereichert, und als Impulsreferentin wählen wir bewusst eine Frau aus, die uns in ihrem Tun und Handeln überzeugt, deren Geschichte uns bewegt und die trotz aller Widerstände ihren Weg gegangen ist und geht. Auf Facebook bin ich bei meinen Recherchen auf eine Seite gestoßen, auf der Frauen spannende Artikel über *role models* teilten. Als ich den Artikel aus der *Rheinischen Post* mit der Überschrift ›Tochter von türkischen Gastarbeitern aus Neuss: Wie Dilek Gürsoy Herzchirurgin wurde‹ las, hatte ich meine Wunschrednerin gefunden. Also habe ich sofort nach Informationen über dich im Internet gesucht und dich über deinen LinkedIn-Account kontaktiert. Es war an einem Wochenende, das weiß ich noch genau.«

Ich sollte die Besucher der herCAREER 2017 also als unbekanntes Gesicht mit meiner unbekannten Geschichte überraschen. Doch zugleich wurde auch ich überrascht: von einem Netzwerk, das dieses Land umspannt. Gewebt von Frauen, die sich ihrer Rolle im Arbeitsleben durchaus bewusst sind und diese auf ihre ganz eigene Art und Weise ausfüllen möchten – selbstbestimmt, selbstbewusst, intelligent, emotional, solidarisch, weiblich. Und ich war jetzt eine von ihnen, denn diese Frauen machten an ihren Lebensstationen genau dasselbe durch wie ich. Ich war auch von mir selbst überrascht: Meine Wirkung auf andere, wie ich sie heute erlebt hatte, war mir bis dahin nicht bewusst.

MEDIZINERIN WERDEN

»Ich werde Ärztin!«

Ich werde häufig gefragt, warum ich Medizinerin geworden bin. Ganz ehrlich? Ich wusste das schon immer. Hat mich als Kind jemand nach meinem Berufswunsch gefragt, habe ich schon mit »Ärztin!« geantwortet, mit der Betonung auf dem Ausrufezeichen wohlgemerkt.

Viele glauben, ich sei Herzchirurgin geworden, weil mein Vater, Ihsan Ali Gürsoy, an plötzlichem Herzversagen starb, als ich zehn Jahre alt war. Ich schlief damals nachts mit im Zimmer meiner Eltern, mein Bruder Fikri im Nebenzimmer. Mein Vater war zu der Zeit krank, aber nicht so, dass wir mit seinem Tod rechneten. Er war tagsüber beim Arzt gewesen und hatte von diesem eine Spritze bekommen. Ich brachte ihm nach der Schule einen Tee ans Bett, sprach mit ihm. Ich erinnere mich bis heute sehr gut daran, dass mich beim Anblick meines Vaters ein komisches Gefühl beschlich. Ich war um ihn besorgt, wich ihm am Abend nicht von der Seite. Irgendwann schlief ich dann aber doch neben ihm ein. Sein Tod kam in der Nacht vom 15. auf den 16. Oktober 1987 um null Uhr zwanzig und überraschte uns alle. Meine Mutter Zeynep und ich schliefen fest. Fikri hörte meinen Vater plötzlich laut seufzen, wir beide nicht, obwohl wir neben ihm lagen. Fikri weckte meine Mutter. Ich wachte von allein auf. Benommen vom Schlaf sah ich, wie meine Mutter zur Wohnungstür rausrannte. Sie lief zu Verwandten um die Ecke, damit diese einen Arzt holten.

Mein Vater war tot.

Unser Schlafzimmer war plötzlich ein Totenzimmer. Ich hörte Fikri im Wohnzimmer laut schluchzen. Ich war ganz allein mit meinem Vater im Raum. Er lag da, ganz friedlich. Ich näherte mich ihm. Stück für Stück, ganz dicht rückte ich an ihn ran. Er sah aus, als würde er schlafen. Seine Augen waren geschlossen. Ich beugte mich über das Gesicht und küsste meinen Vater auf die noch warme Stirn. Dann sagte ich ihm ganz leise, dass ich ihn lieb hätte. Oder dachte ich die Worte nur? Mir war die Endgültigkeit der Situation durchaus bewusst. Ich wusste, dass ich damit für immer von meinem Vater Abschied nahm.

Ein Cousin kam kurz darauf mit meiner Mutter zurück in unsere Wohnung. Alle standen am Bett. Er tastete nach dem Puls, horchte nach seinem Herz. Nichts. Sein leerer Blick sagte mehr als seine Worte: »Er ist tot.« Meine Mutter holte zwei gehäkelte Tücher aus dem Schrank und band eines davon meinem Vater so um den Kopf, dass sein Mund geschlossen blieb und sein Unterkiefer nicht herunterklappen konnte. Dann band sie das zweite Tuch um seine beiden Füße. Die Polizei und der Notarzt, die gerufen worden waren, trafen ein. Ein sehr erfahrener Kriminalbeamter befragte meine Mutter zu den Sterbeumständen meines Vaters. Dann kamen die Bestatter ins Haus. Während sie meinen Vater für den Transport bereit machten, bat man uns ins Wohnzimmer und schloss die Tür zum Flur. Dort saßen wir und warteten. Bis auf mich, die alles sehr klar wahrnahm, schienen alle benommen, wie gelähmt: meine Mutter, mein Bruder, der Cousin und dessen Frau, die inzwischen auch herbeigeeilt war. Ich hörte Geräusche im Flur. Ich sprang auf, ich wollte meinen Vater noch einmal sehen. Ich stürzte zur Tür, doch die wurde von außen zugehalten. Ich zog mit aller Kraft daran und konnte sie schließlich etwas öffnen. Durch den Spalt sah ich aus dem Augenwinkel gerade noch, wie mein Vater in einem grauen Sack verpackt auf der Trage abtransportiert wurde. Das war's. Er war weg. Weg aus meinem Leben.

Ich hatte meinen Vater immer geliebt, liebe ihn bis heute. Und ich war mir seiner Liebe immer sicher gewesen. Es gab keinen Grund für mich, jemals daran zu zweifeln. Meine Mutter erzählt oft, dass mein Vater jedes Mal zu ihr gesagt hätte, »Warte erst mal ab!«, wenn sie ihm, schwanger mit mir, erklärte, dass ich ein Mädchen sei. Mein Vater wünschte sich offensichtlich einen Jungen. Noch einen. Meine Mutter dagegen hatte nach vier Jungen keinen sehnlicheren Wunsch, als endlich ein Mädchen zu bekommen. Sie sagt, sie sei sich absolut sicher gewesen, dass ich ein Mädchen werden würde. Mein Vater hatte damals nicht mal einen Mädchennamen für mich im Kopf, meine Mutter dagegen schon: Dilek. Und diesen Namen gab sie mir an meinem Geburtstag, dem Nikolaustag 1976, im Krankenhaus in Neuss: Das türkische Wort lässt sich mit »Wunsch«, »Geschenk« oder »Bitte« ins Deutsche übersetzen. Und genau das verkörperte ich wohl für meine Mutter: Ich war ein Geschenk, eines, das sie sich innigst gewünscht und um das sie Tag für Tag gebetet hatte.

Und mein Vater? Der überraschte wohl vor allem meine Mutter mit seiner Reaktion auf mich, seine erste und einzige Tochter. Sie hatte Zurückhaltung, vielleicht sogar Ablehnung erwartet und wurde von meinem Vater eines Besseren belehrt. Von dem Augenblick an, als er mich das erste Mal in seinen Armen hielt, war da Liebe. Ganz viel davon. Mein Vater hatte mit mir seine Prinzessin bekommen. Und die blieb ich zeit seines Lebens.

Der Tod meines Vaters traf mich schwer. Ich mochte meinen Vater immer mehr als meine Mutter. Er war ja auch der Mann in meinem Leben, der mir bislang jeden Wunsch erfüllte, manchmal noch bevor ich ihn aussprach. Ich war nach meines Vaters Tod zutiefst betrübt. Am Esstisch und in meinem Leben blieb sein Platz leer. Ich spürte die Lücke, die er zurückließ, mit meinem ganzen Körper. Die Leere schmerzte mich regelrecht. Umso mehr hing ich an Dingen, die er mir geschenkt hatte, zum Beispiel meine Schultasche aus braunem Leder, die er mir fürs Gymnasium gekauft hatte. Er war so stolz auf mich. Und die Tasche erinnerte mich jeden Tag daran. Unser Familienleben veränderte sich danach sehr: Meine Mutter musste uns Kinder plötzlich allein durchbringen. Sie erhöhte recht schnell die Stundenzahl, die sie täglich am Fließband stand, um alle Rechnungen bezahlen zu können. Von 7 bis 16 Uhr war sie von nun an aus dem Haus.

Mir wurde bei aller Trauer um meinen Vater schnell klar, dass ich mich jetzt zusammenreißen musste, auch, um ihn zu ehren. Ich ging als Einzige von uns aufs Gymnasium und war schon seit geraumer Zeit diejenige, die sich um alle Briefe kümmerte, die unserer Familie von Behörden und sonst woher ins Haus flatterten. Kam ich aus der Schule heim, holte ich die Post aus dem Postkasten und sortierte sie. Ich öffnete alle Briefe, las sie durch und tat, so gut ich es konnte, was zu tun war, um sie richtig zu beantworten. War es mal etwas ganz Kompliziertes, ging meine Mutter mit dem Anliegen zu einer der Sekretärinnen in ihrer Firma, die half ihr dann weiter.

Für meine Mutter war es selbstverständlich, dass sie alles für uns Kinder tat. Sie tut das übrigens bis heute. »Die Kinder sollen gut aufwachsen!«, sagt sie immer noch. Für sie war wichtig, dass wir die Schule abschlossen und eine gute Ausbildung bekamen. Welchen beruflichen Weg wir einschlugen, das überließ sie unserer Wahl, wobei sie sich für mich schon ausdrücklich wünschte, dass ich zur Universität ging und diese auch abschließe, denn mit dem Abschluss in der Tasche hätte ich finanziell ausgesorgt. Die Jungs könnten sich zur Not ja auf dem Bau verdingen, um finanziell auf eigenen Beinen zu stehen.

Unsere Mutter umsorgte uns Kinder von klein auf an. Sie hielt uns den Rücken frei, sodass wir uns ausschließlich um die Schule kümmern konnten: Kam sie abends müde von der Arbeit heim, putzte sie und machte das Essen für uns. Sie bereitete die Schulbrote für den nächsten Tag vor und räumte die Wohnung auf. Als mein Vater noch lebte, bekamen wir Kinder fürs Treppe- oder Bettenmachen ab und an eine kleine Belohnung, das behielt meine Mutter auch nach seinem Tod bei. Doch die meiste Hausarbeit erledigte sie selbst – ohne jemals zu murren. Im Gegenteil: »Ich war sowieso kaputt von der Arbeit, da konnte ich zu Hause auch noch weitermachen«, sagt sie heute. Warum meine Mutter so dachte und handelte, das erklärt ihre Geschichte.

Wir Kinder waren und sind das Ein und Alles im Leben meiner Mutter. Wir waren und sind Ausdruck der Freiheit, die sie sich selbst genommen hatte. Meine Mutter wurde Anfang der 1950er-Jahre in der Türkei, mitten in einer dörflichen Gemeinschaft geboren. Sie war das zweite Kind und das älteste Mädchen. Ihre Familie ließ sie nicht zur Schule gehen wie die anderen Geschwister. Stattdessen musste sie daheimbleiben und sich um Haus und Hof kümmern. Während ihre Brüder und Schwestern zur Schule gingen, putzte meine Mutter das Haus, machte die Wäsche und kochte. Sie lernte nie zu lesen und zu schreiben. Sie führte schon als junges Mädchen das Leben einer Dienstmagd und träumte von etwas Besserem.

Die Ehe mit meinem Vater, der im Dorf Aybastı in der Nähe der Stadt Ordu als Standesbeamter arbeitete, sah meine Mutter als Schritt in die Freiheit an. Raus aus dem Joch der Familie, in die sie zwar hineingeboren war und zu der sie sich dennoch nicht zugehörig fühlte. Doch so kam es nicht. Noch nicht. Meine Mutter hatte in der Schwiegerfamilie, bei der sie nach der Hochzeit mit noch nicht mal zwanzig Jahren als jüngste der angeheirateten Schwägerinnen lebte, wieder nur den Status einer Dienstmagd. Das Leben dort war für sie besonders schwer zu ertragen, als mein Vater 1969 nach Deutschland vorausging und sie ihn nur sah, wenn er zum Urlaub nach Hause in die Türkei kam. Meine Mutter wurde bei einem dieser Urlaube schwanger und bekam 1970 ihr erstes Kind, meinen ältesten Bruder Fikret.

Sie blieb mit ihm und schwanger mit meinem zweitältesten Bruder Korkmaz zurück in der Türkei und wartete sehnlichst auf den Tag, an dem sie meinem Vater endlich folgen konnte – nach Deutschland. Dort, so erhoffte sie sich, würde sie die Freiheit finden. Doch Fikret wurde schwer krank. Meine Mutter wünschte sich damals nichts sehnlicher als einen Arzt im Dorf. Oder noch besser: einen Arzt in der Familie. Fikret starb mit nur zehn Monaten. Ich kann mir kaum vorstellen, was sein Tod mit meiner Mutter machte, kaum nachfühlen, wie sie gelitten haben muss.

Der ältere Bruder meines Vaters lebte bereits im nordrhein-westfälischen Neuss. Er hatte dort eine Arbeit gefunden. Das bedeutete das große Los, denn so verdiente er Geld und konnte seine Familie in der Türkei unterstützen, in der damals viele von Massenarbeitslosigkeit und Massenarmut bedroht waren. Der Onkel besorgte auch meinem Vater einen Job in Neuss. Deshalb ging dieser 1969 zu seinem Bruder. Zunächst wohnten die Männer in einem Heim. Als klar war, dass ihre Frauen aus der Türkei kommen würden, mieteten sie eine Wohnung in Neuss/Kaarst an, in der sie beide mit ihren Familien zusammenwohnen wollten.

Als meine Mutter zwei Jahre später endlich in Neuss eintraf, im selben Flieger wie ihre Schwägerin, kam sie ohne ihre beiden Söhne. Fikret war gestorben, und Korkmaz, den sie

1971 geboren hatte, hatte sie in der Obhut ihrer Eltern gelassen. Das fiel meiner Mutter sehr schwer, noch heute kommen ihr die Tränen, wenn sie mir davon erzählt.

Doch damals schien ihr das die beste Lösung. Sie hatte ja keine Ahnung, was sie hier in Deutschland erwartete. Der Bruder meines Vaters hatte als ältester Sohn schon seit dem frühen Tod seines Vaters die Rolle des Familienoberhaupts übernehmen müssen: Er traf deshalb auch hier in Neuss alle Entscheidungen. Meine Mutter fühlte sich im Haushalt ihres Schwagers und dessen Frau sehr unwohl. Zum dritten Mal in ihrem Leben fühlte sie sich zur Dienstmagd degradiert.

Mein Vater hatte nicht das Zeug, seinem Bruder und dessen Frau die Stirn zu bieten, um meine Mutter so zu beschützen, wie sie es verdiente. Er erwies seinem älteren Bruder, der an Vater statt der Großfamilie vorstand, den in seinen und dessen Augen nötigen Respekt, indem er tat, was dieser ihm sagte. Mitunter sogar im vorauseilenden Gehorsam. Das war seine größte Schwäche, unter der er selbst ganz sicher auch litt. Mein Vater, das vierte von sieben Kindern, war stets äußerst gutmütig und harmoniebedürftig, er hasste Streit und Auseinandersetzungen. Diskussionen ging er lieber aus dem Weg, als sie zu führen. Schon gar nicht bis zum entscheidenden Ende. Ich bin sicher, dass mein Vater meine Mutter liebte, und sie bestätigte mir auch jedes Mal, wenn ich sie fragte, glaubhaft, dass sie sich geliebt fühlte. Dennoch bin ich manchmal wütend auf ihn, weil er es zugelassen hatte, dass meine Mutter schlecht behandelt worden war. Doch dann denke ich auch wieder, dass meine Mutter nur so zu ihrer Stärke hat finden und ihr Schicksal selbst in die Hand nehmen können.

Das Klima im Haus des Schwagers ertrug meine Mutter nicht lange tatenlos. Schon wenige Wochen nach ihrer Ankunft in Deutschland schnappte sie sich einen anderen, jüngeren Onkel von mir, der gleichfalls in Neuss lebte, und bat ihn, mit ihr in die Wäscherei des Lukaskrankenhauses zu gehen, weil es dort Arbeit geben sollte. Der Onkel wollte sie erst nicht begleiten, gab schlussendlich aber der überzeugenden Art meiner Mutter nach. Doch die Personaler im Krankenhaus verlangten damals zur Sicherheit einen Gesundheitstest bei Einstellungen, und meine Mutter ahnte bereits, dass sie mit meinem dritten Bruder Ünal schwanger war. Sie befürchtete, dass sie den Job als Schwangere nicht bekommen würde. Und so ging sie am nächsten Morgen mit dem Onkel zur Firma Pierburg in Neuss, von der sie ebenfalls wusste, dass sie Arbeiter suchte. Sie marschierte frühmorgens ins Personalbüro von Pierburg und bat um eine Arbeit. Sie argumentierte, dass sie zwar noch nicht deutsch spreche, aber ein gutes Köpfchen und zwei geschickte Hände fürs Arbeiten hätte. Und so bekam sie ihre erste und einzige Arbeitsstelle in Deutschland. Damals arbeiteten rund 3.000 Frauen, die meisten von ihnen Ausländerinnen, für den Neusser Autozulieferer. Bis zur Rente stand meine Mutter für die nächsten 47 Jahre am Fließband und produzierte Vergaser und andere Autoteile.

Mit ihrem und dem Geld meines Vaters fanden meine Eltern eine Wohnung für sich. Für meine Mutter war das ihr erstes eigenes Zuhause, ein Platz für die Familie, wo niemand ihr mehr sagte, was sie aufräumen, putzen oder kochen sollte. Sie hatte es geschafft: Sie war niemandes Dienstmagd mehr. Wenn es aufzuräumen, zu putzen und zu kochen galt, dann tat es meine Mutter jetzt für sich und ihre eigene kleine Familie, zu deren Unterhalt sie mit ihrer Arbeit tatkräftig beitrug.

Als mein Bruder Ünal wenig später geboren wurde, setzte meine Mutter des Verdienstes wegen auch nur kurz mit der

Arbeit aus. Eine Tante väterlicherseits versorgte den kleinen Ünal, während meine Mutter arbeitete. So kannte es meine Mutter vom Großfamilienleben in der Türkei. Die Kinder lebten mitten in der Familie, ohne deren Mittelpunkt zu sein. Das deutsche System der Kinderbetreuung in Krippen und Kindergärten dagegen war meiner Mutter noch fremd. Ganz abgesehen davon, dass diese Einrichtungen damals längst noch nicht so zahlreich waren wie heute und auch von deutschen Eltern noch nicht so wertgeschätzt wurden. Als Ünal neun Monate alt war, trafen meine Eltern die Entscheidung, ihn in die Türkei zu geben und dort bei den Großeltern mütterlicherseits, im Schoß der Familie und gemeinsam mit seinem Bruder Korkmaz aufwachsen zu lassen. Die Großmutter sei ihm ein guter Mutterersatz gewesen, sagt mein Bruder Ünal noch heute. Der Abschied von ihrem kleinen Sohn fiel meiner Mutter besonders schwer. Oft war sie in Gedanken bei den beiden Jungen, während sie am Fließband stand und Vergaser für Vergaser zusammensetzte.

Bei einem Urlaubsaufenthalt im Sommer 1975 in der Türkei kränkelte Korkmaz ganz plötzlich. Sein Zustand verschlechterte sich innerhalb kürzester Zeit extrem. Er starb mit gerade mal vier Jahren an einem bösartigen Tumor im Mund. Meine Mutter konnte noch die rituelle islamische Totenwäsche an ihm vornehmen und hat ihn mit ihren eigenen Händen in türkischem Boden begraben. Dann musste sie zurück nach Deutschland abreisen, um wieder pünktlich ihren Job am Fließband anzutreten. Ihr Herz aber blieb zurück in der Türkei.

Mein großer Bruder Ünal lebt bis heute in der Türkei, er hat dort eine Ausbildung zum Bänker gemacht, arbeitet zufrieden in seinem Beruf und hat eine Familie gegründet. Inzwischen ist er geschieden. Seine beiden Kinder sind mir sehr ans Herz gewachsen, und ich versuche trotz der Entfernung, ihnen eine gute Tante zu sein.

All die Schicksalsschläge und widrigen Lebensumstände, die meine Mutter als junges Mädchen und als junge Frau hatte hinnehmen müssen, gingen nicht spurlos an ihr vorüber. Sie entwickelte eine Depression. Das wissen wir heute. Damals, in den 1970ern, wurde die Erkrankung noch nicht als solche erkannt und schon gar nicht fachgerecht behandelt. Doch meiner Mutter ging es zwischendrin immer wieder sehr schlecht. Sie musste häufig zum Arzt oder ins Krankenhaus. Die ständigen Arztbesuche und Krankenhausaufenthalte haben meine Kindheit geprägt. Als kleines Mädchen hatte ich großen Respekt, wohlgemerkt: keine Angst, vor den Menschen, die in den Arztpraxen und Krankenhäusern arbeiteten. Ich bewunderte ihr Machen und Tun, ihr Bemühen um das Wohl meiner Mutter – auch wenn ich dies längst nicht in aller medizinischen Tiefe verstand, so weckte das für mich zu beobachtende Streben der Mediziner nach der bestmöglichen Versorgung ihrer Patientin, meiner Mutter, ein gutes Gefühl in mir. Ich spürte, wenn auch unbewusst, die Hingabe der Ärzte und Schwestern, ihre Leidenschaft für ihren Beruf. Kurz: Ich ging gern mit meiner Mutter zum Arzt und besuchte sie auch gern im Krankenhaus. Ich atmete die Luft dort tief ein und fühlte mich an diesem Ort sehr wohl. Es war für mich ein Ort, der Hilfe bot, Leid linderte und bestenfalls Heilung brachte. Ich mochte den Anblick weißer Kittel. Ich gebe es auch gern zu: Jedes Mal, wenn ich mir meinen weißen Arztkittel überstreife, bekomme ich für den Bruchteil einer Sekunde dieses schöne Gefühl zu spüren. Ich nenne es einfach Liebe.

Deutsche Heimat, türkische Wurzeln

1975 kam mein Bruder Fikri in Neuss zur Welt, und nur anderthalb Jahre später folgte ich. Der Abstand zwischen unseren beiden Geburten war so klein, dass wir im Grunde wie Zwillinge aufwuchsen. Ich habe bis heute eine besonders starke und enge Bindung zu Fikri, er ist mir im Herzen ein Zwillingsbruder. Bei wichtigen Lebensentscheidungen frage ich ihn immer wieder um Rat und nehme mir seine Meinung zu Herzen.

Frage ich meine Mutter heute, wie wir als kleine Kinder so waren, sagt sie immer: »zusammen«. Sie beschreibt mich als ein willensstarkes Mädchen, das schon von klein auf wusste, was es wollte. Und ich wollte offenbar mit meinem Bruder Fikri spielen, am liebsten von morgens bis abends. Wenn wir uns im Spiel rauften, behielt ich – sicher auch dank Fikris zurückgehaltener Kraft – oft die Oberhand, saß rittlings auf ihm und genoss meinen Sieg. Fikri lag dabei geduldig unter mir und lachte. Selbst dann, wenn ich ihn im Schwitzkasten hielt, ließ er es über sich ergehen. Er wusste sicher, dass er auf jeden Fall der Stärkere war.

Meine Mutter blieb nach unseren Geburten nie lange zu Hause, sondern ging recht schnell wieder zurück zu Pierburg ans Fließband. Da sie noch immer nicht gut Bescheid wusste über das Neusser Kinderbetreuungssystem, brachte sie uns während der Arbeitszeit zu inzwischen ebenfalls in der Stadt ansässigen Verwandten. Für sie war es nicht einfach, ihre Schwägerinnen, Schwestern meines Vaters, und mitunter auch Bekannte zu bitten, auf uns achtzugeben. Als ich etwa anderthalb Jahre alt war, hörte meine Mutter über Arbeitskollegen von einem Kindergarten gleich bei uns um die Ecke, der von

6 bis 18 Uhr, also zu fabrikarbeiterfreundlichen Zeiten, geöffnet hatte. Als sie dort nach Plätzen für Fikri und mich anfragte, bekam sie von Frau Bisping, die die Einrichtung mit ihrem Mann führte, die Antwort, dass ihre gewünschten Betreuungszeiten kein Problem seien und es im Kindergarten so viele ausländische Kinder gäbe, dass man sich wie in Klein-Ankara vorkäme.

Eines Tages, ich war etwa zwei, brannte es in unserer Wohnung in der Neusser Kapitelstraße. Mein Vater war an diesem Tag zu Hause, weil er krank war, und passte auf Fikri und mich auf. Mein Vater arbeitete damals als Reinigungskraft im Neusser Kaufhaus Horten an der Oberstraße. Als meine Mutter von der Arbeit kam und ihr Wohnhaus, Rauch, Polizei und Feuerwehr erblickte, blieb ihr das Herz stehen. »Wo sind meine Kinder?« Mit diesen Worten stürzte sie auf die Beamten zu. Als sie uns und unseren Vater sicher und wohlbehalten in der Bäckerei im Nachbarhaus fand, fiel ihr ein Stein vom Herzen.

Den Aufruhr vor unserem brennenden Haus hatte auch Frau Bisping mitbekommen. Sie sagte zu ihrem Mann: »Das Haus, das da brennt, das ist doch das Haus von der Dilek und dem Fikri! Da muss ich hin, die Kinder holen!« Und so marschierte sie im Stechschritt in die Bäckerei, schnappte sich Fikri und mich, klemmte einen von uns links, den anderen rechts unter ihre kräftigen Arme und meinte: »Was machen denn die Kinder hier? Die beiden können doch nicht in dem Durcheinander bleiben! Die kommen jetzt erst mal mit mir mit in den Kindergarten!« Dann drehte sie sich mit uns, die wir beide überrascht und sprachlos unter ihren Achseln hervorlugten, um und marschierte mit resolutem Schritt los.

Das schon ältere Ehepaar Bisping führte seinen Kindergarten mit strenger, aber fürsorglicher Hand. Für Fikri und mich bedeutete der Kindergartenbesuch eine recht große

Umstellung unseres Alltags: Bei den Verwandten und Bekannten, die uns bisher mehr oder weniger beaufsichtigten, liefen wir so nebenher mit. Wir wurden von ihnen versorgt und hatten meist machen können, was wir wollten. Bei den Bispings lief es nun anders: Der Tagesablauf war geordneter und strukturierter. Plötzlich stand unsere Bildung auf dem Plan, und wir Kinder waren der Mittelpunkt des Geschehens. Die Bispings kümmerten sich um unsere deutsche Sprache und Aussprache. Damit öffneten sie uns die Tür ins deutsche Bildungssystem. Herr und Frau Bisping belehrten uns zu allem, was ihnen wichtig schien. Sie waren Gymnasiallehrer der Vorkriegsgeneration. Bis heute hat sich mir Frau Bispings energische Hand ins Gedächtnis eingebrannt, mit der sie den Bleistift hielt und schrieb. Weil ich noch klein war, ich konnte kaum über die Tischkante schauen, hatte ich ihre schreibende Hand genau im Blick und immer das Gefühl, gleich würde das Papier reißen, auf dem sie schrieb. So fest drückte sie dabei auf. Ordnung, Sauberkeit und Disziplin waren Werte, die die beiden sehr hochhielten und uns Kindern offensichtlich so überzeugend vermittelten, dass sie mir in Fleisch und Blut übergegangen sind.

Unsere Familie profitierte von unserem Kindergartenbesuch enorm. Meine Mutter war heilfroh, nicht mehr von Tür zu Tür laufen und die Verwandtschaft anbetteln zu müssen, um uns halbwegs beaufsichtigt zu wissen. Im Gegenteil: Sie war sehr stolz darauf und überaus dankbar, dass ihre beiden Kinder einen deutschen Kindergarten besuchen konnten. Erst viel später erfuhr ich von Frau Bisping, dass ihre Zuwendung zu und ihr Verständnis für uns Kinder mit ausländischen Wurzeln auch daher rührte, dass sie selbst als Belgierin, also Ausländerin, nach Deutschland gekommen war, als sie noch ein Kind war.

Als zuerst Fikri und dann ich in die Grundschule kamen, bestand unser inzwischen sehr gutes Verhältnis zu den Bispings weiterhin. Ich erinnere mich gut daran, dass Herr Bisping mich im sogenannten Silentium auch bei Hausaufgaben für die Schule noch regelmäßig unterstützte. Nach dem Tod meines Vaters, so erzählt es die heute 94-jährige Frau Bisping, habe ihr Mann erklärt, dass er jetzt die Rolle des »Mannes im Hause Gürsoy« übernehmen würde. Er reduzierte sofort die Betreuungskosten für uns Kinder, von damals 120 auf 12 Mark. Das war ein Segen für meine Mutter. Frau Bisping erzählte mir auch, dass ihr Mann besonders auf mich große Stücke hielt – und mich und meine Entwicklung stets mit nahezu väterlichem Stolz betrachtete. Er habe immer gesagt, dass er Dilek fördere, weil sie »sein Mädchen sei und er sie fördern müsse«. Er sei sich immer sicher gewesen, dass ich durchkäme, erklärt die alte Dame mir heute spitzbübisch lächelnd, während ihre flinken, hellwachen Augen mich durch die Brillengläser hindurch ansehen. Ihm sei es immer gleich gewesen, dass wir türkische Wurzeln hätten, er habe immer gesagt: »Das ist mir egal, für mich sind es Kinder!«

In die Neusser Martin-Luther-Grundschule gingen Fikri und ich jeden Morgen zusammen. Ein Stück des Wegs dorthin fuhren wir auch mit dem Bus. Darin stritten wir uns immer um den Fensterplatz ganz vorne rechts neben dem Busfahrer. Auf dem wollte ich jeden Morgen unbedingt sitzen, und Fikri machte ihn mir Morgen für Morgen streitig. Die Erinnerung daran schreibt mir gerade ein breites Grinsen ins Gesicht. Und ich empfinde heute auch ehrliches Mitleid mit den Busfahrern, die sich damals allmorgendlich unser nerviges Geschwistergeplänkel anhören mussten.

Derselbe Bäcker, bei dem wir einst Zuflucht fanden, als unsere Wohnung gebrannt hatte, war Jahre später noch immer unsere Anlaufstelle: Dort machten wir auf dem Heimweg von der Schule täglich halt. Meine Mutter hatte jedem von uns morgens fünfzig Pfennig mitgegeben. Zusammengelegt reichte unsere Mark für ein Brötchen, einen Schokokuss und eine Haselnussschnitte. Das Essen teilten wir stets zwischen uns auf, wie genau, das weiß ich heute nicht mehr. Doch ein Gefühl wie Neid kannten wir damals nicht.

Das Mehrfamilienhaus in Neuss/Weckhoven, in dem wir inzwischen wohnten, stand in einem Viertel, das man heute wohl als Getto bezeichnen würde. Ich wusste Verwandte in der Nähe und kannte die Wege zu ihnen. Die lief ich, wenn ich musste. Auf der Straße spielten wir damals nicht so viel. Meist verbrachte ich meine Nachmittage nach der Schule drinnen, nicht selten saß ich vor dem Fernseher. Wenn ich höre, wie andere erzählen, dass sie als Kind ein Buch nach dem anderen regelrecht verschlungen hätten, dann ist es mir immer ein bisschen unangenehm, dass ich nicht viele Bücher gelesen, sondern stundenlang vor dem Fernseher gehockt habe. Aber ganz ehrlich: Der Kasten lehrte mich das echte Leben! Ich saugte die Informationen auf wie ein trockener Schwamm das Wasser. Noch heute kann ich das gut: stundenlang vor dem Fernseher sitzen und mich von ihm berieseln lassen. In dieser Zeit fing ich an, mich für Technik zu interessieren: Ich konnte so schnell wie kein anderer in der Familie Geräte und zugehörige Fernbedienungen programmieren und bedienen.

Fikri sah sich als mein älterer Bruder stets in der Beschützerrolle, und auch in meinen Augen hatte er diese inne. Obwohl er zwei Klassen über mir war, passte er immer auf mich auf. In der Grundschule tat er das ganz offen: Wenn mich mal jemand ärgerte, trat Fikri für mich ein, auf dem Schulflur oder auf dem Schulhof. Und ich habe je nach Situation auch nach meinem Bruder gerufen oder meinem Gegenüber damit gedroht, meinen großen Bruder zu holen. Später, als sich unsere Schulwege trennten und Fikri die Hauptschule besuchte, wo er später seinen Realschulabschluss machte, und ich das Gymnasium, gab es mal einen Jungen in meiner Klasse, der mich so richtig triezte. Ich erzählte meinem Bruder davon. Der hatte Kumpel auf meiner Schule, und die schickte er damals vor, um die Angelegenheit zu regeln. Ich erinnere mich noch sehr gut daran, wie Fikris Kumpel dem Ärgerling ordentlich die Meinung sagte. Die klare Ansage allein, dass er es mit meinem Bruder zu tun bekäme, falls er nicht aufhören würde, mich zu ärgern, reichte schon, damit der Junge mich fortan in Ruhe ließ.

Dass ich überhaupt aufs Gymnasium kam, habe ich Herrn Bisping zu verdanken. Der hatte mich nie aus den Augen verloren, und als er erfuhr, dass ich von der Grundschule keine Empfehlung fürs Gymnasium bekommen hatte, nahm er die Sache höchstpersönlich in die Hand. Er ging mit mir zunächst zu einem kirchlichen Gymnasium in Neuss. Frau Bisping erinnert sich, dass die Nonnen dort damals jedoch abweisend auf mich reagiert hätten, denn sie hätten gerade zwei spanische Kinder und ein portugiesisches Kind aufgenommen und wollten kein türkisches dazu. Ihr Mann habe darauf bloß geantwortet: »Dankeschön, auf Wiedersehen! Ich krieg' sie unter!« Er brachte mich dann zum Direktor des damaligen Theodor-Schwann-Gymnasiums, wo er bereits einen Termin gemacht hatte, und erklärte, dass ich unbedingt auf das Gymnasium müsste. Er setzte sich sehr für mich ein: »Das Mädchen hat das Zeug fürs Gymnasium, es wäre eine Schande, wenn ihm diese Chance verwehrt würde!«, sagte er. Und auch, dass das Mädchen, also ich, Ärztin werden wollte und er sich sicher sei, dass mir das auch gelänge. Am Ende schaffte er es, dass das Gymnasium mich aufnahm – trotz fehlender Empfehlung von meiner Grundschule, dafür aber wärmstens empfohlen von Herrn Bisping.

Heute, wo ich das, was er für mich getan hat, noch weitaus mehr zu schätzen weiß als damals, laufen mir beim Erinnern daran die Tränen. Der liebe Herr Bisping hat immer an mich geglaubt. Ohne Zweifel traute er mir die medizinische Laufbahn zu und setzte alles daran, sie mir zu ermöglichen. Er öffnete mir die entscheidende Tür, die ich zu dem Zeitpunkt schon für geschlossen hielt. Wie traurig war ich damals gewesen und wie enttäuscht. Auch Wut empfand ich darüber, dass meine Grundschullehrer mir diesen Beruf offensichtlich nicht zutrauten. Was wäre wohl aus mir geworden, wenn er nicht für mich eingetreten wäre?

Ich bin mir dessen absolut bewusst, was ich Herrn Bisping verdanke, und ihm bis heute zutiefst dankbar für seinen Einsatz. Ich bin froh, dass ich bis zu seinem Tod im Mai 2019 mehrfach Gelegenheit hatte, mich bei ihm persönlich zu bedanken. Frau Bisping ist inzwischen Mitte neunzig und bewundernswerterweise noch bei äußerst klarem Verstand. Und mit dem verfolgt sie meinen Werdegang aufmerksam. Als ich ihr bei unserem letzten Treffen in einem Neusser Café gegenübersaß, fühlte ich mich trotz meiner 43 Lebensjahre wieder wie damals mit vier Jahren. Unter dem noch immer klaren, strengen Blick meiner ersten Lehrerin setzte ich mich gleich aufrechter hin, stellte die Beine gerade nebeneinander auf und legte beide Hände brav auf die Knie. Gelernt ist gelernt, Frau Bisping!

Ich bin mir sicher, dass die strenge frühkindliche Bildung, um an dieser Stelle mal den Fachbegriff zu bemühen, die mir die Bispings zuteilwerden ließen, meinen Lebensweg geebnet hat. Ich gehe sogar noch einen Schritt weiter: Das Ehepaar hat mich mit seiner deutschen Erziehung zu einem sehr frühen Zeitpunkt geprägt, zu dem viele andere Kinder der ersten Gastarbeitergeneration in Deutschland, der meine Eltern ja angehörten, diese Chance noch nicht hatten. Insofern verdanke ich den Bispings die Grundzüge meiner deutschen Seite, meiner deutschen Identität. Sie legten den Grundstein dafür, dass ich mich heute als die fühle, die ich bin: Dilek Gürsoy aus Neuss.

Ich weiß nicht, mit wie viel Selbstsicherheit und Selbstvertrauen ich in diese Welt geboren wurde. Sicher war es nicht mehr, als jedes andere Kind auch davon mitbekommt. Mein großes Glück als Kind war jedoch, dass die Erwachsenen um mich herum mir das niemals genommen haben. Mein Urvertrauen in meine eigene Stärke wurde nicht gebrochen. Ich war mir meiner selbst stets sicher. Dass ich als Kind mal Selbstzweifel hegte, würde ich aus der Rückschau rigoros verneinen.

Ich konnte zudem immer darauf bauen, dass meine Familie zu mir hält. Mir zur Seite steht oder mich auffängt, wenn ich mal stolpere oder hinfalle. Mit diesem Gefühl durchs Leben gehen zu dürfen, das ist das größte Geschenk, das meine Familie mir machte und macht: Sie lässt mich fühlen, nicht allein auf dieser Welt zu sein.

Maßgeblich dafür verantwortlich ist meine Mutter. Sie war für eine Frau, die aus einer türkischen Dorfgemeinschaft stammte, deren Dorfältester ihr Vater war und die streng traditionell funktionierte, extrem mutig. Viele türkische Frauen in unserem Umkreis, die im Rahmen des zwischen der Bundesrepublik Deutschland und der Türkei vereinbarten Familiennachzugs ihren schon hier unter Vertrag arbeitenden Männern folgten, kümmerten sich nach ihrer Ankunft weiterhin ausschließlich um die Kinder und den Haushalt. Sie blieben Hausfrauen. So waren sie es aus der Heimat gewohnt, und so machten sie es hier in Deutschland weiter. Sie verschlossen sich damit sicher ein Stück weit der möglichen frühen Integration in die deutsche Gesellschaft: Statt sich Schritt für Schritt ins deutsche Alltagsleben einzumischen, blieben sie unter sich, bildeten ihre eigene parallele Gesellschaft, eine türkische Welt inmitten der deutschen.

Meine Mutter dagegen brach aus dem klassischen Rollenbild aus, indem sie nicht zu Hause blieb, sondern sich selbst eine Arbeit suchte und arbeitete. Dazu muss man wissen, wie meine Mutter über Deutschland dachte, als sie hier ankam. Es klang bereits an, dass sie sich hier Freiheit und Sicherheit erhoffte und beides schließlich ja auch fand. Meine Mutter zeigte sich, anders als viele türkische Frauen ihrer Generation in unserem Bekanntenkreis, von Anfang an sehr offen für das Land, in dem sie fortan lebte. Ich habe sie für das Buch extra noch einmal gefragt, warum das so war: »Ich habe Deutschland nie als Durchreise betrachtet, sondern als meine neue Heimat«, antwortet meine Mutter. »Die Deutschen waren mir anfangs zwar fremd«, erzählt sie weiter, »aber nur so lange, bis ich auf sie zuging, sie ansprach und sie mitunter auch um Rat und Hilfe bat. Dann waren es Menschen wie du und ich. Ich wurde immer liebevoll angenommen, die Neusser haben mich respektiert wie ich sie. Ich bekam Hilfe, wenn ich drum bat. Aber das muss man auch können: um Hilfe bitten. Ich konnte das. Ich hatte immer meinen gesunden Stolz, und den ließ man mir, so wie ich den Leuten den ihren ließ.«

In dem Moment, wo meine Mutter deutschen Boden betrat, machte sie Deutschland zu ihrer Heimat und damit auch zu der Heimat ihrer Kinder. Insofern gab sie uns mit Stolz und Freude in die Hände der Bispings und fürchtete nicht um den Verlust unserer türkischen Wurzeln. Im Gegenteil, sie sah es als Chance, uns mit den deutschen Gepflogenheiten, Bräuchen und ja, auch Regeln, bekannt zu machen. Damit wir in Deutschland bestehen konnten. Es einmal besser hätten als sie. Sie wünschte sich für uns eine Zukunft hier. Dass aus uns etwas werden würde, wir einen Beruf erlernen und ergreifen würden, der uns zufriedenstellt, ideell wie materiell. Und dafür arbeitete meine Mutter hart. Bis zum Renteneintritt stand sie Tag für Tag am Fließband und schuftete körperlich schwer.

Und weil sie bei Pierburg Schichten im Akkord arbeitete, verdiente sie auch 200, 300 Mark mehr als mein Vater. Doch das war in Ordnung, denn das Geld meiner Eltern wanderte in einen Topf, aus dem alles bezahlt wurde. Ein gemeinsames Konto ist für meine Mutter ein Muss für Eheleute, darauf besteht sie strikt. Für meinen Vater war der Mehrverdienst meiner Mutter übrigens auch kein Problem. Das finde ich schon bemerkenswert, kommt er doch aus einer Kultur, die ihm von klein auf an eingetrichtert hatte, dass der Mann der Hauptversorger der Familie ist. Mein Vater hatte anfangs als Putzkraft bei Horten gearbeitet, war dann bei Ideal Standard beschäftigt, einem Unternehmen, das bis heute Keramik und Möbel für Bäder produziert. Zum Schluss arbeitete er beim Hersteller der Papiertaschentuchmarke Tempo.

Meine Mutter hat sich von Anfang an auch als ein Teil der deutschen Gesellschaft, der deutschen Arbeiterschaft empfunden. Als ein Teil, der eine Stimme hat. Und diese auch erhebt, wenn es sein muss – ohne Repressalien befürchten zu müssen. 1973 war so ein Moment, an dem meine Mutter nicht schweigen wollte: Sie war eine der Arbeiterinnen, die an den

über 300 Streiks teilnahm, die in jenem Jahr in ganz West-
deutschland stattfanden. Die Fließbandarbeiterinnen streik-
ten damals für mehr Lohn, bessere Arbeitsbedingungen und
Gleichberechtigung. Meiner Mutter und ihren Kolleginnen
bei Pierburg in Neuss ging es beispielsweise um die Abschaf-
fung aller Leichtlohngruppen, die dafür sorgten, dass Frauen
weniger als Männer verdienten, und um eine Erhöhung des
Stundenlohns um eine Mark. So ist es zumindest in dem Buch
*Wilder Streik. Das ist Revolution. Der Streik der Arbeiterin-
nen bei Pierburg in Neuss 1973* zu lesen, das Peter Braeg zum
40. Jahrestag des in die Geschichtsbücher eingegangenen
Streiks im Jahr 2013 im Berliner Verlag Die Buchmacherei
herausgab.

Das muss man sich mal überlegen: Meine Mutter hat für
die Gleichberechtigung der arbeitenden Frau gestreikt! Sie
war nicht nur aus der ihr traditionell zugeschriebenen Rolle
der Hausfrau und Mutter geschlüpft und arbeiten gegangen,
sondern machte jetzt auch noch ihren Mund für die Gleichberechtigung der Frau auf – und das laut. Auf der Straße. In
der Öffentlichkeit. Das nenne ich mal Emanzipation! Meine
Mutter hat sich damit das ihr in diesem demokratischen Land
zustehende Recht genommen, ihre Meinung frei zu äußern,
ihre Lebensumstände mitzugestalten und nicht nur alles als
gegeben hinzunehmen. Ich liebe meine Mutter dafür!

Deutschland, sagt meine Mutter nach inzwischen fünfzig Jahren im Land, sei ihr eine neue Heimat geworden. Ihre
Liebe zu ihrem Geburtsort ist ungebrochen. Meinen Vater hat
meine Mutter dort beerdigt. Ihre letzte Ruhestätte wünscht
sie sich auch in der alten Heimat. Aber nicht an der Seite ihres
Mannes, das wolle sie nicht, sagt sie. Dafür habe ihr die Familie meines Vaters zu viel Leid angetan.

Identität wächst mit Verstehen. Verständnis fußt auf Kommunikation. Reden gelingt mit Sprache. Um miteinander zu reden und einander zu verstehen, braucht es eine gemeinsame Sprache. Auch wenn meine Eltern das Konzept intellektuell nicht erfassten, fühlten sie doch, dass es für uns Kinder mit unseren türkischen Wurzeln in unserer deutschen Heimat von enormer Bedeutung sein wird, sowohl Deutsch als auch Türkisch zu sprechen. Und so begrüßten sie unsere Deutschausbildung im Kindergarten der Bispings und sprachen daheim mit uns in ihrer Muttersprache. Damit wir diese auch richtig lesen und schreiben lernten und auch mit der türkischen Geschichte noch besser vertraut wurden, sendeten unsere Eltern uns zweimal die Woche in den Türkischunterricht, der an unserer Grundschule nachmittags stattfand. So lernte ich, beide Sprachen wie meine Muttersprache zu benutzen. Dafür bin ich allen Beteiligten zutiefst dankbar. Und ich rate es jedem, der die Gelegenheit hat, seine Kinder zweisprachig großwerden zu lassen. Denn heute, wo ich auch in dem Geburtsland meiner Eltern öffentlich auftrete, um über meine Arbeit zu reden, bin ich in der Lage, das in einwandfreiem Türkisch zu tun. Das Lob meiner türkischen Kollegen in der Medizin ebenso wie das türkischer Medienvertreter und Politiker, dafür, dass ich genau das kann, obwohl ich in Deutschland geboren bin, hier aufwuchs, hier studierte, hier arbeite und forsche, macht mich unheimlich stolz. Mit meinem Bruder Fikri spreche ich mal Deutsch, mal Türkisch. Welche Sprache wir wählen, hängt davon ab, wie es uns geht und worum sich unser Gespräch dreht. Nicht selten wechseln wir mitten im Satz von einer Sprache in die andere.

Dass Deutschland, insbesondere Neuss, auch mir zur echten Heimat wurde, verdanke ich demnach maßgeblich meiner Mutters Einstellung. Auch meinen Stolz und mein

Selbstbewusstsein habe ich wohl von ihr geerbt. Und damit schritt ich von Anfang an durchs Leben. Ich habe mich immer am richtigen Platz gefühlt, immer erwünscht. Ich wollte immer dort sein, wo ich war, immer die sein, die ich bin.

Ich habe mich selbst nie als eine Migrantin gesehen, nie als Deutsche mit türkischer Abstammung. Ich war einfach nur Dilek Gürsoy aus Neuss. Nicht mehr, aber auch nicht weniger. Ich kann mich auch beim besten Willen nicht daran erinnern, dass ich mich wegen meiner türkischen Wurzeln anders oder gar schlechter behandelt fühlte als andere Kinder. Mich hat auch keiner jemals wegen meines Aussehens, meiner dunklen Haare, dunklen Augen oder kräftigen, dunklen Augenbrauen angemacht, die ja mehr als deutlich auf meine nicht deutsche Herkunft hinweisen. Heute weiß ich, dass viele andere Gastarbeiterkinder diese Zeit ganz anders erlebten als ich.

Was nicht heißen soll, dass ich mich nie mit anderen Kindern gestritten habe, weil ich mitspielen, mitmachen oder mitgehen wollte und das nicht durfte: Doch dabei ging es aus meiner Sicht niemals darum, dass ich türkische Eltern hatte. Dass ich als Kind wegen meiner Herkunft weder Diskriminierung noch Ausgrenzung spürte, sondern mich im Gegenteil bis heute durch und durch als Neusserin fühle, also als Eingeborene, die ich dank meiner Geburt hier in der Stadt ja bin, das schreibe ich auch der in meinen Augen ganz besonderen Art der Menschen in Neuss zu. Traditionelle christliche Werte wie Ehrlichkeit, Rechtschaffenheit, Nächstenliebe haben mich hier von klein auf geprägt und passten zu den Werten, die meine Eltern aus der religiös geprägten Kultur ihres Heimatlandes kannten und mir zu Hause mitgaben.

— • —

Ihre Religion, den Islam, haben meine Eltern mit nach Deutschland gebracht. Wir sind eine gläubige Familie: Wir glauben daran, dass es Gott gibt. Das arabische Wort für »Gott« ist »Allah«. Wir glauben an ihn als eine höhere Macht, die wir insbesondere in schweren Zeiten anrufen, um sie um ihren Beistand zu bitten. Mein Vater, des Lesens und Schreibens mächtig, er war ja ein Beamter im öffentlichen Dienst in der Türkei, hatte als Kind die Koranschule besucht und kannte den Koran, das heilige Buch des Islam, auswendig. In unserem Haushalt gab es mehrere Exemplare des Korans, genauso, wie in deutschen Haushalten die ein oder andere Bibel im Bücherregal steht oder in der Nachttischschublade liegt. Doch weder mein Vater noch meine Mutter beteten fünfmal am Tag, wie es die Religion einem gläubigen Moslem vorschreibt. Dazu hielten sie uns Kinder auch nicht an. Es gab auch keine Tischgebete im Hause Gürsoy. Lediglich zum Abschied wünschte uns meine Mutter regelmäßig Gottes Beistand. Wenn wir uns allmorgendlich zur Schule aufmachten und wenn wir uns auf Reisen begaben, die uns für längere Zeit trennten. Das macht sie bis heute. Selbst wenn ich die Worte nicht höre, weiß ich, dass sie sie mir in Gedanken mitgibt.

Als mein Vater gestorben war, erlebte meine Mutter plötzlich einen Druck aus der Verwandtschaft. Sie, die seit ihrer Ankunft in Deutschland kein Kopftuch als äußeres Zeichen ihrer Religionszugehörigkeit mehr trug, sich auch sonst an die deutsche Mode der damaligen Zeit angepasst hatte, kürzere Röcke anzog und Bein zeigte, sollte wieder ein Kopftuch tragen. Schließlich sei sie jetzt Witwe, sagten ihr andere, und sie gab klein bei. Auf Arbeit trug sie das Kopftuch aber nie. Erst in den ersten Jahren des neuen Jahrtausends hat sie das Kopftuch endgültig abgelegt. Das hatte sicher auch mit mir zu tun: Ich habe damals zu meiner Mutter gesagt, dass sie es nicht brauche. Sie trüge ihre Religion doch im Herzen. Außerdem war und bin ich der Meinung, dass es nicht zu meiner Mutter passte, denn sie war und ist längst über das Tuch hinausgewachsen. Meine Unterstützung damals war ihr wichtig, so sagt sie heute. Und sie gesteht, dass sie froh ist, ihr Kopftuch nicht mehr zu tragen. Sie hat jetzt eine moderne Kurzhaarfrisur, mit der sie sich rundum wohlfühlt.

Für mich stand es nie zur Debatte, dass ich ein Kopftuch tragen würde. Die Diskussion kam bei uns zu Hause nie auf. Wir sind zwar gläubig, aber das ist unsere Privatsache, wir tragen unseren Glauben nicht sichtbar nach außen mit uns herum. Das ist sicher in vielen türkischen Familien anders.

Unter dem schon erwähnten Druck der Verwandtschaft schickte meine Mutter uns Kinder nach dem Tod meines Vaters auch in die Koranschule in der örtlichen Moschee. Ich hielt den Unterricht dort ein Jahr durch, Fikri nicht mal das. Ich lernte in dieser Zeit, die eine oder andere Koransure, so nennt man die Kapitel des Buches, auswendig zu rezitieren. Damit hatte ich das wichtigste Vokabular, um meine Gebete auf Arabisch zu sprechen, wobei ein Moslem in jeder Sprache beten darf. Bis heute bete ich jeden Abend, meist im Bett kurz vor dem Einschlafen. Das ist mir wichtig: Ich schließe damit meinen Tag ab.

Das Gebet gilt als eine der fünf Säulen des islamischen Glaubens. Ebenso wie das Fasten im Monat Ramadan. So heißt der neunte Monat des islamischen Kalenders, der ein reiner Mondkalender ist, sodass die Monate durch die Jahreszeiten wandern. Der Ramadan beginnt demzufolge jedes Jahr etwa zehn Tage früher als im Vorjahr. Meine Mutter hat während des alljährlichen Fastenmonats immer gefastet.

Damit hörte sie aus gesundheitlichen Gründen erst vor Kurzem auf. Ich habe bisher nie den ganzen Monat über gefastet, das konnte ich auch oft nicht mit der anstrengenden und verantwortungsvollen Arbeit am OP-Tisch vereinbaren.

Doch ich spende viel. Das Spenden ist eine weitere Säule des Islam und liegt mir sehr am Herzen. Ich habe mir eine Position in der Kunstherzchirurgie erarbeitet, die gut bezahlt wird. Mir geht es finanziell sehr gut, und ich finde es ganz selbstverständlich, einen Teil dessen abzugeben, wovon ich genug habe. Deshalb finanziere ich im Ramadan zum Beispiel auch regelmäßig das Essen zum traditionellen Fastenbrechen. Dazu muss man wissen, dass die fastenden Muslime in diesem Monat täglich zwischen Sonnenaufgang und Sonnenuntergang nicht essen und nicht trinken dürfen. Nichts außer dem eigenen Speichel soll in der Fastenzeit geschluckt werden. Das tägliche Fasten wird abends mit einer gemeinsamen Mahlzeit gebrochen. Nach dem Ende des Fastenmonats gibt es ein mehrtägiges Fest mit Festessen. Ich spende für solche Essen in der Moschee, wo vor allem die eher bedürftigen Gläubigen bewirtet werden, und ich schicke auch Geldspenden in die Türkei.

Doch ich beschränke mich mit meinen Spenden nicht auf meine Religion und meine Glaubensbrüder und -schwestern. Ich helfe einfach gern, am liebsten da, wo meine Hilfe gebraucht wird und wo ich etwas Sinnstiftendes bewirken kann. Als Neusserin fühle ich mich meiner Heimatstadt ganz besonders verbunden. Und so habe ich mir hier in der Stadt nach und nach verschiedene Einrichtungen gesucht, die ich unterstütze, zum Beispiel ein Hospiz.

In meinem Glauben bin ich mir ganz sicher. Und so kann ich auch großzügig gegenüber anderen Religionen sein. Das kannte ich auch so von meinen Eltern: Ihnen machte es zum Beispiel nichts aus, dass in der Kindertagesstätte der Bispings christliche Symbole, ich erinnere mich an verschiedene Kreuze, aufgehängt waren.

Ich selbst liebe die traditionelle Vorweihnachtszeit sehr, wie sie im christlichen Deutschland begangen wird. Der ganz besonderen Stimmung, die hier im Advent herrscht, mit ihrem Funkeln, Glitzern und dem flackernden Kerzenschein kann ich mich nicht entziehen. Das deutsche Brauchtum rund um Weihnachten gefiel mir schon als kleines Mädchen. Und deshalb hole ich mir heute ein Stück davon auch gern nach Hause. Seit ich bei meiner Mutter auszog und allein wohne, gibt es bei mir in der Wohnung immer Adventskränze mit Kerzen, und auf keinen Fall darf ein Adventskalender fehlen! Der ist mir sogar ganz besonders wichtig! Zu Weihnachten stelle ich mir gern ein Weihnachtsbäumchen auf. Und auch zu Ostern schmücke ich meine Wohnung mit typisch deutschem Osterschmuck.

— • —

In der Grundschule liebte ich die Fächer Deutsch, weil ich unbedingt lesen und schreiben lernen wollte, und Sport, weil ich mich gern bewegte. Im Sprinten über 100 Meter war ich trotz meiner eher kräftigen Statur in meiner Klasse unschlagbar. Ich musste immer mit den Jungs rennen, um sie anzuspornen und bis zum Ziel mitzuziehen. Vielleicht ist an mir eine Sprinterin verloren gegangen. Auch im Kugelstoßen war ich gut: Ich hatte Kraft und stieß die Kugel sogar noch weiter, als für die Note Eins plus erforderlich war. Als ich dank Herrn Bisping dann doch aufs

Gymnasium kam, war mir klar, dass dies meine Chance ist und ich sie unbedingt nutzen wollte. Ich setzte von Anfang an alles daran, mein Ziel, Ärztin zu werden, zu erreichen. Latein und Biologie wurden meine Lieblingsfächer, in denen ich mich über die Maße engagierte. Ich machte sie zu meinen Leistungsfächern. In Latein war ich sogar richtig gut. In anderen Fächern zählte ich nie zu den besten Schülern in der Klasse, denn die empfand ich eher als lästig. Ich musste darin so viele Sachen lernen, die gar nichts mit Medizin zu tun hatten! Und ich wollte doch eigentlich nur Ärztin werden. Da ich aber verstanden hatte, dass es keinen anderen Weg zum Abitur gab, machte ich mich auf den Weg zur Schule – jeden Morgen aufs Neue – und lernte.

Bis heute ist mir eine Szene aus der Schulzeit unvergessen im Gedächtnis geblieben: Wir waren mit der Klasse Eis essen. Mein Geschichtslehrer war, dem Aussehen nach, der typische Intellektuelle – mit seinen grau melierten Haaren und seinem silberweißen Seehundschnauzer. Ich sehe ihn noch heute so deutlich vor mir, als wäre es gestern. Ich weiß gar nicht mehr genau, wie wir damals überhaupt aufs Thema kamen, nur, dass ich ihm sagte: »Ich möchte Medizin studieren.« Der Mann hat mich daraufhin nur merkwürdig angeschaut. Er hat nichts gesagt. Aber sein Blick sprach Bände. Ich bin nicht der Typ, der ihm das übel nahm oder sich dachte ... na, dem werd ich's zeigen! Ich machte einfach weiter, mein Ziel hatte ich längst fest ins Auge gefasst.

Die Schule war ein Muss, sie war der Weg zum Abi, das mir die Türen zum Studium der Medizin eröffnete. Nachmittags traf ich mich ab und an mit zwei Freundinnen, mal bei mir, mal bei ihnen zu Hause. Wenn wir uns trafen, haben wir die Themen durchgekaut, die Mädchen in dem Alter so haben: Schule, Mode, Eltern, Jungs. Mich interessierten diese Themen nicht wirklich. Ich hatte mich festgelegt, ich wollte die Schule einfach nur abschließen. Und mich bei diesem Vorhaben nicht ablenken lassen. Also ging ich nach der Schule meistens nach Hause, machte meine Hausaufgaben und verlebte meinen Alltag ziemlich unspektakulär.

Ein Höhepunkt in dieser Zeit und ein Schlüsselerlebnis auf meinem Weg in die Medizin war ein zweiwöchiges Praktikum in der Mittelstufe, das ich im Johanna-Etienne-Krankenhaus in Neuss absolvierte. Dort durfte ich auf der gynäkologischen Station bei den Krankenschwestern aushelfen. Ein schon älterer, sehr netter Oberarzt hatte mir damals geraten, mir meinen Berufswunsch doch noch einmal gut zu überlegen. »Erst das elendig lange Studium, dann der Job, der auf Dauer nicht wirklich Spaß macht.« Das waren seine Worte damals. Mich konnte er damit nicht umstimmen, ich verbuchte seine Meinung als die eines verbitterten, ausgebrannten Arztes, der vielleicht nie die Leidenschaft für seinen Beruf gespürt oder sie, aus welchen Gründen auch immer, unterwegs verloren hatte. Im Gegenteil, mich bestärkten seine Worte damals in meiner Berufswahl, und ich sagte ihm, dass wir uns in zehn Jahren sicher wiedersehen würden – und sicher würde mir mein Beruf dann Spaß machen.

Meine pubertären Jahre habe ich als völlig undramatisch in Erinnerung. Gut, der Busen wuchs, aber damals nahm ich einfach einen BH meiner Mutter aus dem Schrank, zog ihn an und fertig. Aufgeklärt wurde ich im Unterricht, das war kein Thema zwischen mir und meiner Mutter. Natürlich hatte ich auch den einen oder anderen Jungen in der Schule, den ich toll fand und für den ich insgeheim schwärmte. In der siebten Klasse liebte ich jemanden aus tiefstem Herzen – aus der

Ferne. Und wie wohl jedes Mädchen in diesem Alter ihrem Schwarm herzklopfend auflauert, habe auch ich das eine oder andere Mal an der Bushaltestelle, der Schultür oder auf den Stufen im Schulhaus gestanden, nach ihm Ausschau gehalten und gewartet, bis er ganz nah an mir vorbeikam. Herzklopfen – nicht mehr und nicht weniger passierte damals. Und es gab da auch jemanden, der für mich schwärmte.

Das Abitur ging relativ entspannt vorüber. Ich musste zwar ein, zwei Klausuren nachschreiben, doch beim zweiten Versuch hatte ich auch die geschafft und war meinem Ziel, Ärztin zu werden, damit einen gehörigen Schritt näher gekommen. Wenn ich heute in unserem Abibuch blättere, muss ich lächeln. In einer Umfrage nannten meine Mitschüler mich zuerst bei den Fragen danach, wer aus unserem Jahrgang als Erstes heiraten und wer die meisten Kinder bekommen würde. Die kannten mich offensichtlich nicht wirklich und trauten mir auch nicht besonders viel zu. Das lag sicher daran, dass ich meinen Traum, Ärztin zu werden, eher für mich gelebt habe.

Den Abiball besuchte ich nicht, das war mir eher lästig. Außerdem hatten wir zu der Zeit viele familiäre Dinge um die Ohren: Mein Bruder Ünal plante in der Türkei seine Hochzeit. Und meine Mutter fühlte sich dafür verantwortlich, dass alles gut über die Bühne ging. Das war ihr wichtig, nahm sie aber auch sehr in Anspruch. Ich erinnere mich gut daran, dass sie damals großen Stress erlebte, der ihr auch auf Körper und Seele schlug. Und so entschied ich mich bewusst für *no more drama*, um meiner Mutter nicht noch mehr Stress zu bereiten.

Medizin, ich komme!

Mit dem bestandenen Abitur in der Tasche fühlte ich mich befreit. Die Last, die die Schule mir mit ihrem breit gefächerten Lehrstoff aufgebürdet hatte, war plötzlich weg. Ich konnte jetzt das lernen, was ich für meinen Wunschberuf Ärztin brauchte, und mich voll und ganz auf die Medizin konzentrieren. Längst hatte ich die Wege erkundet, die mich zum Medizinstudium führen würden, und erste Schritte in die Wege geleitet: Noch in der Schulzeit hatte ich einen Kurs besucht, der mich intensiv auf den sogenannten Medizinertest vorbereiten sollte. Der, das hatte ich in Erfahrung gebracht, machte etwa fünfzig Prozent bei der Vergabe eines Studienplatzes aus. Die Veranstaltung hatte ich damals recherchiert und meine Mutter gebeten, mir das Kurswochenende für 780 Mark zu finanzieren. Meine Mutter hat keine Sekunde gezögert. In dem Kurs waren viele recht gut betuchte Teilnehmer, ich fühlte mich nicht wirklich dazugehörig und spürte den Druck, besonders gut aufpassen zu müssen.

Nach dem Abi bewarb ich mich dann bei der Zentralen Vergabestelle für Studienplätze (ZVS) und bekam im Auswahlgespräch die Auskunft, dass ich im anschließenden Wintersemester wohl noch nicht mit einem Studienplatz rechnen könnte. Die Aussichten für das Sommersemester des kommenden Jahres dagegen stünden ganz gut.

Ich wollte das Jahr nicht unnötig im Leerlauf vergeuden, sondern unbedingt nutzen, um schon in der Medizin Fuß zu fassen. Deshalb war ich parallel zum Bewerbungsverfahren um einen Studienplatz auch beim Arbeitsamt in Neuss gewesen. Dort wurde mir eher halbherzig eine Lehrstelle als

Arzthelferin in Neuss angeboten und ans Herz gelegt, doch lieber gleich ein Medizinstudium zu absolvieren. Außerdem schlug man mir vor, mich zur medizinisch-technischen Assistentin (MTA) ausbilden zu lassen. Das erschien mir als sofort gangbarer Weg. Und deshalb meldete ich mich zu einer Ausbildung als MTA bei der Uni Düsseldorf an. Man fragte mich auch bei der Anmeldung dort, ob ich nicht lieber gleich Medizin studieren wollte. Ich verneinte das glaubhaft. Ich wollte wirklich die MTA-Ausbildung starten. Ich wollte in die Medizin, egal wie. Und zwar sofort.

Wenig später wurde ich dann zur Aufnahmeprüfung für die MTA-Ausbildung eingeladen. Als eine von über 240 Bewerberinnen. Das freute mich ganz besonders, denn für diese Ausbildung musste ich nichts bezahlen, ich fiel meiner Mutter also nicht noch finanziell zur Last. In Düsseldorf am Bahnhof stieg ich in die Straßenbahn, um zu der im Einladungsschreiben angegebenen Adresse zu fahren. Dummerweise hatte ich in der Aufregung die falsche Bahn genommen und fuhr nun erst mal in die entgegengesetzte Richtung. Als ich das merkte, stieg ich wieder aus, nahm die gegenüberliegende Bahn und sprang schon eine Haltestelle eher raus, um die letzte Strecke schneller als die Bahn laufend zurückzulegen. Endlich am Prüfungsort angekommen, war ich schweißgebadet. Die Testung hatte bereits begonnen. Netterweise machten die Leute jedoch kein großes Aufheben um meine Verspätung, sondern schoben mich wortlos in den Raum, in dem die mündliche Prüfung stattfand. Die bestand ich ohne Problem. Kein Wunder, ich hatte zum gerade absolvierten Abi ja alles gut gelernt. Angesichts meiner sehr guten Prüfungsnote fragte man mich noch einmal, ob ich nicht doch lieber Medizin studieren wollte: Nein! Wollte ich nicht!

Und so schob ich den ersten Fuß in die Tür zu meinem Traumberuf. Die Ausbildung zur MTA machte mir große Freude. Wir waren eine reine Mädchentruppe und hatten alle das gleiche Ziel: MTA oder irgendwas mit Medizin. Nach sechs Monaten erhielt ich die Zusage für einen Studienplatz im Sommersemester. Ich weiß noch wie heute, dass ich zu der Zeit, zu der die Zulassungsbriefe üblicherweise verschickt wurden, zwei Wochen lang immer wieder ins Treppenhaus horchte, um den Postboten ja nicht zu verpassen. Eines Morgens dann hörte ich den guten Mann kommen. Kaum schlug die Haustür wieder hinter ihm zu, rannte ich aus dem ersten Stock, noch im Schlafanzug, die Treppen zu unserem Postkasten runter und sah schon von oben, dass er gefüllt war. Ich fingerte den Postkastenschlüssel ins vertrackte Schlüsselloch, und sah ihn: den ersehnten Absender auf dem Umschlag. Im Hochgehen riss ich den Briefumschlag auf und las die gute Nachricht.

Ich hatte es geschafft. Ich hatte es wirklich geschafft. Ich fühlte in diesem Moment tiefe Genugtuung und großes Glück. Und ich dachte: Jetzt geht es richtig los!

Voller Freude stürmte ich ins Zimmer meiner Mutter und weckte sie: »Mama! Mama, wach auf! Deine Tochter hat es geschafft! Ich werde Medizinerin!«

Die große Freude darüber stand meiner Mutter nach kurzem Augenreiben ins Gesicht geschrieben. Noch völlig schlaftrunken umarmte sie mich und sagte mir, dass sie nie daran gezweifelt hätte, dass ich einen Medizinstudienplatz bekäme. Auch Fikri freute sich riesig für mich, als er hörte, dass ich ab dem Sommersemester Medizin studieren würde. Er gönnte mir den Erfolg neidlos. Mit Blick auf die Zeit damals sagt mein Bruder heute, dass er niemals neidisch auf mich gewesen sei: weder als Hauptschüler, während ich das Gymnasium besuchte, noch als Auszubildender, während ich Medizinstudentin war. Im Gegenteil: Fikri war immer sehr stolz auf mich und ist es bis heute. Seinen Großer-Bruder-Stolz auf mich spüre ich immer dann ganz besonders, wenn ich ihn in seiner Wohnung besuche. In seinem Flur hängen jede Menge Fotos mit Porträts von Menschen, die ihm viel bedeuten. Und dort an den Wänden zwischen einem Bild unserer Mutter, Bildern von Sophia Loren, Michael Jackson, Muhammad Ali, Ronaldo, Steffi Graf und Bud Spencer hänge auch ich: abgelichtet auf einem Schwarz-Weiß-Foto in OP-Kleidung, die Haube noch auf dem Kopf, den Mundschutz schon runtergezogen. Mein Bruder sagte immer, dass er sich mich gar nicht anders als in einem weißen Arztkittel vorstellen könne.

Fikri erkannte früh, dass die Medizin für mich nicht nur Beruf, sondern Berufung war. Er selbst wählte für sich nach dem Realschulabschluss eine Berufsausbildung als Chemikant, weil er Geld verdienen und meine Mutter finanziell unterstützen und als Familienversorgerin entlasten wollte. Während einer Zeit der Arbeitslosigkeit versuchte Fikri auch einmal, sein Abi nachzuholen, um vielleicht doch noch zu studieren, doch er fand schnell wieder einen guten Job. Heute arbeitet er erfolgreich als Prozessoptimierer. Von seinem ersten Geld kaufte mein Bruder meiner Mutter eine Spülmaschine und überraschte sie damit. Ich bekam einen Druck vom *Vitruvmann* von Leonardo da Vinci – der hängt heute noch in meiner Wohnung.

Und dann ging alles ganz schnell. Ich brach die MTA-Ausbildung nach sechs Monaten ab, nicht ohne ein paar Tränen zu vergießen, denn wir Mädels dort hatten uns gut verstanden. Die Leitung reagierte zum Glück eher positiv auf meinen Weggang. Sie waren überzeugt, dass das der richtige Weg für mich war, und wünschten mir nur das Beste.

Im Sommersemester 1997 wurde ich Studentin der Humanmedizin an der Heinrich-Heine-Universität Düsseldorf. Ich blieb in Neuss in unserer Wohnung wohnen und pendelte jeden Morgen nach Düsseldorf und abends wieder zurück nach Neuss. Das war etwas, was mir am Herzen lag: die Nähe meiner Mutter weiterhin zu spüren. Denke ich an die erste Universitätszeit, erinnere ich mich noch sehr gut daran, dass die Kälte in den Wintermonaten frühmorgens meine vom Duschen noch feuchten Haare gefrieren ließ. Ich hatte jeden Morgen eine silbrige Eisfrisur. Doch das machte mir nichts aus. Um acht Uhr fingen die Vorlesungen bei den Medizinern an, und die wollte ich um keinen Preis verpassen.

MEDIZINERIN SEIN

Die Schönheit der Herzchirurgie

Der nächste große Meilenstein während des Studiums war ganz klar meine Entscheidung, Herzchirurgin zu werden. Die fiel tatsächlich erst, als ich zum ersten Mal eine Herzoperation beobachten konnte und nicht schon zum Tod meines Vaters, wie manche glauben. Aber eins nach dem anderen. Als Medizinstudenten durften wir bereits im ersten Semester zuschauen, wenn in den OP-Sälen der Uniklinik operiert wurde. Und zwar buchstäblich von oben herab: Denn aus der sogenannten Kuppel hatten wir rundum Einblick in die beiden OP-Säle darunter. Ich weiß es noch, als wäre es gestern gewesen: Ich ging mit einer lieben Studienkollegin am Pförtner vorbei, um hinauf in die Kuppel zu gelangen. Der Pförtner hielt uns an und fragte uns, wer wir seien, und erklärte uns, dass wir eigentlich keinen Zutritt hätten. Am Ende ließ er uns beide aber durch zu dem kleinen Aufzug, der nach oben fuhr. Dort angekommen, konnte man sich auf die Brüstung stützen und nach unten auf das Geschehen in den OPs blicken. Während in einem OP-Saal im Bauchraum operiert wurde, ging es dem Patienten auf dem OP-Tisch im zweiten Saal ans Herz. Meine Kommilitonin und ich wechselten mehrmals die Aussicht. Während ich die Bauch-OP als ziemlich schmutziges Gemetzel empfand, bei der es recht wuselig herging und auch die Bewegungen der Chirurgen am Tisch, mit denen sie sich im Bauchraum des Patienten zu schaffen machten, recht hektisch waren, erfüllte mich das Beobachten der Herz-OP mit großer Ruhe. Dort war auch kaum Blut zu sehen. Die Operateure bewegten sich sehr konzentriert und ruhig, von Hektik keine sichtliche Spur. Es sah fast schon elegant aus, wie sie das Skalpell ansetzten und sich zum Herzen ihres Patienten vorschnitten. Im direkten Vergleich punktete die Herz-OP in meinen Augen mit ihrer Ästhetik. Und während ich da so stand und auf die Köpfe der Herzchirurgen blickte, formte sich der Gedanke in meinem Kopf, selbst einmal Herzen zu operieren. Ich ließ den Gedanken in meinem Kopf kreisen, spürte ihm nach. Ich konnte mich da unten am Tisch operieren sehen. Herzchirurgie? Herzchirurgie!

Ich wusste, welchen Ruf die Herzchirurgie hatte. Sie galt seit jeher als elitäre Disziplin, wurde uns Studenten gegenüber häufig auch als Königsdisziplin bezeichnet. Doch ich verband damit nicht Ruhm und Ehre, sondern Handwerk. Mir gefielen die Sauberkeit, die Disziplin und die Ordnung, mit der die Herzchirurgen ihren Job machten. Das waren Werte, die man auch mir seit jungen Jahren vermittelt hatte. Ich fühlte mich mit der Vorstellung, Herzchirurgin zu sein, wohl.

Ich traf meine Wahl. Genau in diesem Moment fällte ich die Entscheidung. Und fortan richtete ich mein Studium auf dieses Ziel hin aus und versuchte so oft wie möglich, in die Kuppel zu gehen, wenn Herz-OPs angesetzt waren. Ich war mir meiner Entscheidung von Mal zu Mal sicherer und hatte das Gefühl, angekommen zu sein.

Als ich im fünften Semester war, trat eine Kommilitonin aus einem höheren Semester an mich heran. Sie war eine waschechte Neusserin und Medizinstudentin. Sie fragte mich, ob ich mir vorstellen könnte, gemeinsam mit ihr für eine Doktorarbeit zu forschen und zu schreiben, an der sie bereits forschte und schrieb. Ihre ursprüngliche Partnerin war überraschend schwanger geworden und deshalb von dem Projekt zurückgetreten. Ich zögerte nicht lange und ergriff die Chance, die sie mir damit bot. Ich sagte zu. Das Thema meiner

Doktorarbeit lautete: »Die Bedeutung des Gerinnungs- und Komplementsystems bei der Ausbildung eines ›systemic inflammatory response syndroms‹ (SIRS) nach Eingriffen mithilfe extrakorporaler Zirkulation (EKZ)«.

Für diese Doktorarbeit musste ich unter anderem unzählige Blutwerte von Patienten sammeln. Das hieß, dass ich auch das Blut der Leute brauchte. Um genau zu sein: ihr arterielles Blut. Wie kommt man als junge Studentin an frisches Patientenblut? Nun, indem man sich rechtzeitig vor den OP-Sälen postiert und die gestandenen Chirurgen beziehungsweise die Anästhesisten der anstehenden OP um eine Blutprobe bittet. Letztere waren berühmt-berüchtigt für ihre oft burschikose Art, und ich habe so manches Mal tief durchatmen und mein an für sich gesundes Selbstbewusstsein sammeln müssen, bevor ich sie auf dem Weg in den OP ansprach und damit aufhielt. Es musste immer alles extrem schnell gehen. Meist lief es so ab, dass man meiner Bitte väterlich-wohlwollend nachgab. Auf die Blutprobe musste ich dann geduldig in der Ecke des OP stehend warten. Sie wurde dem Patienten meist direkt vor der Narkoseeinleitung abgenommen, sodass man ihn nicht noch mit einem extra Zugang stresste.

— • —

Eines Tages, im sechsten Semester muss das gewesen sein, stand ich wieder einmal in der Ecke des OP und wartete geduldig und etwas gelangweilt darauf, dass man mir meine erbetene Blutprobe aushändigte. Ich merkte plötzlich, dass sich eine leichte Nervosität im Raum breitmachte, und beobachtete das Geschehen aufmerksamer. Als der Operateur sich vom Tisch abwandte und mit den Augen suchend durch den Raum schaute und fragte, ob denn nicht mal irgendjemand helfen könne, war ich hellwach. Er fragte noch einmal, sichtlich ungeduldiger, in den Raum, ob es denn heute keinen Studenten gebe, der ihm assistieren könnte. Ich war aufgeregt. Mein Herz schlug mir bis zum Hals. Ich nahm meinen ganzen Mut zusammen, öffnete meinen Mund und bot ihm meine Hilfe an. »Ich würde gern!« Hatte ich das wirklich gesagt? Hatte der Operateur mich gehört? Der Anästhesist reagierte als Erster auf mein Angebot: Er zog mich schnell an den OP-Tisch, sicher aus großer Sorge, dass dem Chirurgen der Geduldsfaden reißen würde. Und er pries mich mit den Worten an: »Ach, hier haben wir doch eine engagierte Studentin, die gern assistieren würde! Die will an den Tisch!« Der Operateur fixierte mich mit seinem Blick über den Mundschutz hinweg, fragte nach meinem Namen und danach, ob ich schon einmal am OP-Tisch gestanden und assistiert hätte. Ehrlich antwortete ich mit einem Nein. Und fügte, ohne Luft zu holen, hinzu, dass ich das aber sicher könnte und mir absolut zutraute. Und so durfte ich tatsächlich das erste Mal bei einer Herz-OP assistieren. Ich durfte den Haken halten, der direkt das Herz hielt – was für eine Verantwortung!

Während ich so dastand und die Operation aus der Nähe verfolgte, wurde mir die Schönheit dieses Handwerks, dieser Handwerkskunst, so richtig bewusst. Mit Wissbegier und auch mit Stolz verfolgte ich jede Bewegung des Herzchirurgen, als würde ich selbst das Skalpell führen. Schon bald, das wusste ich in dem Moment ganz sicher, würde auch ich am Herzen operieren. Ich hatte großen Respekt vor dem Können des Chirurgen, das ich am OP-Tisch zum ersten Mal live aus der Nähe beobachten konnte. Ich betrachtete es mit tief empfundener Ehrfurcht und bekam einen Krampf in der Hand.

Ich machte mir fast in die Hose bei dem Gedanken, dass mir gleich der Haken aus der Hand rutschen könnte.

Was mir bei dieser OP auch erstmals so richtig klar wurde, war, dass die an der OP Mitwirkenden voneinander nur die Augen sahen. Hauben und vor allem Mundschutz verdeckten mehr als die Hälfte der Gesichter und ließen mich die Gesichtsregungen nur erahnen. So ergeht es sicher auch vielen, die im Corona-Pandemie-Jahr 2020 einander plötzlich nur noch mit Mund-Nasen-Schutzmaske begegnen. Anfang brauchte ich eine Weile, um der auf die Mimik der Augenpartie beschränkten Kommunikation am OP-Tisch trotzdem voll und ganz folgen zu können, doch ich lernte schnell, auf zusammengekniffene Augen, hochgezogene Augenbrauen und vertiefte Lachfältchen zu achten. Vielleicht ist das der Grund, warum ich mir unbekannten Menschen immer zuerst in die Augen schaue.

Es blieb nicht bei dem einen Mal am Herz-OP-Tisch: In den Famulaturen, den Praktika während des klinischen Studiums, durfte ich danach häufiger assistieren. Meist dem Chefarzt. Der zog sich seine handverlesenen Weiterbildungsassistenten systematisch heran, sodass die Chance für mich als schnöde Famulantin (Praktikantin) eher gering war. Aber ich hatte eine einflussreiche Fürsprecherin, die mich bei meinen bisherigen Auftritten im OP offensichtlich scharf beobachtet hatte: OP-Schwester Okja. Der zierlichen Koreanerin traute ich ein solches Durchsetzungsvermögen gar nicht zu, doch was wusste ich junge Studentin damals schon über die Rolle einer OP-Schwester im OP-Saal im Allgemeinen und über Okja im Besonderen! Ich hatte keine Ahnung, welch bedeutende Rolle sie noch in meiner Karriere spielen sollte. Schon gar nicht ahnte ich, welche Freundschaftsbande wir zueinander knüpfen würden. Zunächst sorgte Schwester Okja in ihrer bestimmten, teils sogar burschikos wirkenden Art dafür, dass der Chef der Herzchirurgie mich, die junge Famulantin, entgegen seiner Prinzipien unter seine Fittiche nahm. Ich durfte ihm dank Okjas Einsatz assistieren. Sie hatte dem Chef damals immer wieder gesagt, wenn er im OP händeringend Assistenten verlangte und sich keine fanden, die seinen akademischen Ansprüchen gerecht wurden, dass es da jemanden gab, dem sie den Job zutraute. Der Chef fragte daraufhin ungeduldig, wer das denn sei, und so erzählte sie ihm von mir. Schließlich ließ der sich überzeugen und wies Okja an, mich von der Station in den OP zu rufen, um ihm zu assistieren.

Ich stellte mich dabei offensichtlich ziemlich gut an. Ich hatte Talent, und das wurde auch vom Chefarzt erkannt. Infolgedessen landete ich häufiger auf der Liste der Assistenten als so manch anderer Studienkollege. Ich fühlte mich im OP des Chefs stets willkommen, er gab mir dort zu verstehen, dass er mich schätzte. Das tat mir gut. Ich empfand tief in mir drinnen Genugtuung darüber, dass ich die richtige Wahl getroffen hatte. Ich hatte enormen Spaß an den Aufgaben, die ich als Famulantin und später als PJlerin (Studentin im Praktischen Jahr) bekam und spürte seitens der Schwestern und Pfleger im OP und auf den Stationen, wo ich arbeitete, dass ich angenommen und anerkannt wurde, dass man meine Art mochte und mich gern um sich hatte.

Am OP-Tisch hörte ich natürlich auch all die Gespräche, die dort geführt wurden. Nicht immer ging es dabei um die Arbeit auf dem Tisch, sondern auch mal um Belangloses, um Privates – oder um mich. Und während man mir einerseits spürbar Respekt für meine Leistung zollte, riet man mir andererseits mehrere Male ausdrücklich, es mir mit der Herzchirurgie doch noch einmal zu überlegen. Der Job sei an sich schon schwer, und dann sollte ich doch bitte bedenken, dass ich als Frau in eine echte Männerdomäne vorstoßen wollte – und das sei doch eine große Herausforderung. Man könne als Herzchirurg keine eigene Praxis eröffnen und träfe gerade als Frau im Verlauf der Karriere auf viele Hürden. Auch Okja redete oft mit mir darüber. Sie sagte, dass ich es mir doch noch einmal durch den Kopf gehen lassen sollte, denn als Herzchirurgin würde ich immer eine Teamplayerin sein, angewiesen auf und abhängig von den Kollegen im OP. Allein zu arbeiten, das ginge nun mal nicht, wenn ich Herzen operieren wollte. Und sie fragte mich auch, was ich denn tun würde, wenn mir die Liebe meines Lebens begegnen und ich eine Familie gründen wollen würde. Ich sah darin kein Problem: »Okja«, beschwichtigte ich ihre Besorgnis, »das wird kein Problem werden, ich schaffe das schon!« Sie hatte zu der Zeit schon über dreißig Jahre im Herz-OP der Klinik gearbeitet. In der Zeit sah sie viele Chirurgen kommen und viele gehen. Die wenigen Herzchirurginnen, die sie bislang kennengelernt hatte, hatten die Herzchirurgie allesamt irgendwann aufgegeben. Die eine Frau früher, die andere später. Sie wechselten in die Gerichtsmedizin oder in die Allgemeinmedizin, wo sie nicht selten eine eigene Praxis eröffneten.

Ich erinnere mich sehr gut daran, dass es damals nur eine Herzchirurgin gab, die als Oberärztin bei uns arbeitete. Ich hatte das Gefühl, dass sie keine Freude an ihrem Job (mehr) hatte und dachte bei mir: »Wie schade!« Sie hatte es so weit gebracht und konnte es nicht wertschätzen. Natürlich konnte ich mir kein Urteil über sie bilden, dafür kannte ich sie nicht gut genug. Mich, als junge Studentin voller Elan, machte es traurig, dass sie keine Leidenschaft für ihre Arbeit zu empfinden schien und somit auch keine Begeisterung an uns weitergeben konnte, die wir an ihrer Seite am OP-Tisch standen. Ich erfuhr später, dass sie in die Allgemeinmedizin gewechselt war und damit einen Weg eingeschlagen hatte, der, wie ich heute weiß, typisch für Chirurginnen ist. Manche von ihnen starten durchaus in den von Männern dominierten Disziplinen der Chirurgie oder auch Herzchirurgie, doch aus vielerlei Gründen wechseln sie doch irgendwann den Bereich.

Den einen oder anderen Grund konnte ich bereits erahnen. Denn den rauen Wind, der mitunter in den OP-Sälen weht, hatte ich bereits zu spüren bekommen. Doch nachdem ich mir meiner Sache beim Assistieren immer sicherer geworden war, wurde ich auch nach außen hin selbstbewusster und ja, auch frecher, wenn ich von dem einen oder anderen Oberarzt mal blöd angemacht wurde. Und das wurde ich! Einer wollte mich sogar mal aus seinem OP werfen. Mein Vergehen: Ich hatte den Mann, der während der OP heftig mit der Anästhesistin flirtete, darum gebeten, sich doch auf die Operation zu konzentrieren. Ich ließ mich von ihm jedoch nicht meines Platzes am OP-Tisch verweisen. Stattdessen sagte ich ihm durch den Mundschutz hindurch in die Augen, dass ich den Saal ganz sicher nicht verlassen würde. Schließlich trüge ich eine Verantwortung dem Patienten gegenüber und würde diese bis zum Abschluss des Eingriffs tragen. Und so kam es. Ich blieb, und er musste das hinnehmen – von einer Studentin, die es gewagt hatte, ihm selbstbewusst die Stirn zu bieten.

Weder die Vorbehalte seitens der gestandenen Chirurgen und Herzchirurgen noch ihre Warnungen brachten mich von meiner Entscheidung für die Herzchirurgie ab. Im Gegenteil. Ich fühlte mich in dieser Disziplin wohl und konzentrierte mich in den Famulaturen eigentlich nur noch auf Herz-OPs. Auch chauvinistische Sprüche wie »Sie verhalten sich jetzt wie eine Frau!« zu einem jungen Assistenzarzt, die ich im OP hörte, änderten nichts daran.

Die ersten praktischen Aufgaben im klinischen Bereich und die ersten Begegnungen mit den Patienten bestärkten mich. Ich konnte es mit jeder Faser spüren: Das war es, was ich wollte – raus in die Praxis, raus zu den Herzpatienten.

Ich gebe auch ehrlich zu, dass mich die anderen medizinischen Disziplinen, die ich im Rahmen meines Studiums kennenlernte, zum Beispiel die Hals-Nasen-Ohren-Heilkunde (HNO) oder die Augenheilkunde, lange nicht so begeisterten wie die Chirurgie und besonders die Herzchirurgie. Mich beschlich beim Lernen mitunter das Gefühl, das ich aus meiner Schulzeit schon kannte: Ich lernte Stoff, der mir eher lästig war. Während ich alles zur Inneren und zur Chirurgie wie ausgehungert verschlang, erschienen mir die Themen Biochemie und Statistik doch eher trocken.

Wobei ich das Thema Statistik dringend für meine Doktorarbeit brauchte. Denn die vielen Blutwerte, die ich sammelte, mussten ja ausgewertet und bewertet werden. Meine Mutter hatte ich gleich nach meiner Entscheidung für die Doktorarbeit bekniet, mir doch einen Second-Hand-Computer zu kaufen – und an dem saß ich nun Stunde um Stunde und tippte meine Statistiken. Ich erstellte Tabellen und Kurven und führte die zugehörigen Standardberechnungen aus. Das erforderte eine Menge Fleißarbeit, die ich neben dem Studien- und Klinikbetrieb vor allem nachts investierte.

Und dann war es so weit: Ich hatte es geschafft! Nicht mit den besten Noten, aber: geschafft. Ich weiß noch, dass ich damals kein großes Aufheben um meinen Studienabschluss machte. Natürlich freute ich mich darüber. Doch mir war vor allem wichtig, dass ich eine der Voraussetzungen erfüllt hatte, um endlich als Herzchirurgin arbeiten zu können. Und meinen ersten Job, den hatte ich bereits in der Tasche.

– • –

Dass ich einst mehr oder weniger zufällig im OP von OP-Schwester Okja landete, stellte sich nach meinem Studienabschluss als schicksalhaft heraus. Schon während meiner Zeit mit ihr am OP-Tisch hatten wir uns sehr gut verstanden. Ich schätzte und schätze sie bis heute als großartige Kollegin und bin ihr von Herzen dankbar, dass sie ihre Meinung mir gegenüber nie zurückhielt. Vielleicht auch deshalb, weil ich selbst sehr direkt bin. Zu meinem Studienende hin drehten sich die Gespräche am OP-Tisch immer öfter um meine berufliche Zukunft. Ich schätzte unseren damaligen Chef sehr und war sicher, dass das Gefühl auf Gegenseitigkeit beruhte. Ich konnte mir eine Zukunft an der Düsseldorfer Uniklinik durchaus vorstellen.

Doch meine Rechnung hatte ich ohne Okja gemacht. Die erfahrene Herz-OP-Schwester hatte Größeres für mich im Sinn: Als unser Chef einmal noch nicht im OP war, sagte sie mir über den Herzpatienten auf unserem OP-Tisch hinweg ins Gesicht, dass dies künftig nicht der richtige Platz für mich wäre. Ich sollte doch besser von dem Besten meines Faches lernen. Und der war in Okjas Augen nicht unser derzeitiger Chef. Eine klare Ansage. Als ich sie fragte, wer denn ihrer Meinung nach der Beste sei, antwortete sie: »Natürlich Körfer.« Dazu muss man wissen, dass der Herzchirurg Paul-Reiner Körfer, Jahrgang 1942, zwischen 1972 und 1984 an der Uniklinik Düsseldorf tätig gewesen war, sowohl als Herzchirurg als auch als Professor, und in der Herzchirurgie längst als internationale Koryphäe galt. In meiner Studienzeit war sein Name in unseren OPs immer zugegen. Okja selbst hatte bereits mit Prof. Dr. med. Körfer im OP gestanden und hielt offensichtlich sehr große Stücke auf ihn. In meinem Abschlussjahr 2003 war er als Ärztlicher Direktor des Herz- und Diabeteszentrums Nordrhein-Westfalen in Bad Oeynhausen tätig. Und dort sah mich auch Okja.

Ich fragte sie ungläubig: »Meinst du, dass der mich nimmt?« Okja nickte nur. Gut, sagte ich zu ihr, dann bewerbe ich mich dort. Wenn ich mich richtig erinnere, griff sie direkt nach der OP zu ihrem Handy und rief Professor Körfer an, um mich zu avisieren. »Zufälligerweise hatte ich den Professor selbst am Hörer«, sagte sie anschließend zu mir. Ich sah sie fragend an: »Und? Was hat er gesagt?« Okja erzählte mir daraufhin, dass Sie den Professor gefragt hätte, wie es denn um seine Zeit stünde. Sie hätte da eine außerordentliche Medizinerin, die sich bei ihm bewerben wollen würde. Sie beschrieb mich dem Professor als zielstrebige, bodenständige, handwerklich sehr begabte, wissbegierige und fleißige Studentin. Der Professor hätte ihr geantwortet: »Wenn du das sagst ... Selbstverständlich, soll sie sich doch vorstellen ... jederzeit – und du kannst mitkommen!«

Prof. Dr. Reiner Körfer: »OP-Schwestern wie Okja sehen viele Menschen operieren. Sie bekommen einen guten Blick dafür, wer am Herz-OP-Tisch so arbeitet, dass Risiken, Nebenwirkungen und Begleiterscheinungen für den Patienten optimal ausfallen. Ich habe ihrem Urteil vertraut.«

Und so organisierte Okja einen Termin beim Professor und an einem Sommertag, es herrschten über dreißig Grad Celsius, saßen wir beide im Zug ohne Klimaanlage auf der Fahrt nach Bad Oeynhausen und fieberten dem Treffen mit dem besten aller Herzchirurgen – Okjas Worte – entgegen. Ich war sehr aufgeregt und beneidete Okja, die auf mich ganz gelassen wirkte. Ich hatte den Spruch eines Kollegen im Hinterkopf, der von Professor Körfer behauptet hatte, dass dieser nur große, blonde Frauen in sein Team nähme und ich somit überhaupt keine Chance hätte. Davon würde ich mir heute selbst ein Bild machen können.

In der Klinik angekommen, warteten wir darauf, zu Professor Körfer vorgelassen zu werden. Als er erschien, begrüßte er Okja sehr herzlich und bat uns in sein Zimmer. Ich habe den Raum noch ganz genau vor Augen. Er war beeindruckend groß. Am hinteren Ende stand der Schreibtisch des Professors, die Wand dahinter war mit unzähligen Fotos bestückt. Außerdem gab es im Raum jede Menge Fußballwimpel, Fähnchen und sogar Trikots an den Wänden, sodass Okja, die um die Leidenschaft des Professors für Fußball im Allgemeinen und den Verein Borussia Mönchengladbach im Besonderen, in dessen Aufsichtsrat er damals schon saß und dessen Vorsitzender Aufsichtsrat er heute ist, wohl wusste, ausrief: »Ich dachte, ich komme hier in ein Chefarztzimmer, aber das schaut eher nach dem Aufsichtsrat des Fußballklubs aus!« Worauf der Professor schmunzelnd erwiderte: »Beides, liebe Okja, es ist beides.« Als ich meine Begeisterung für Fußball kundtat, schaute Okja mich überrascht an. Und ihrem Ausdruck nach dachte sie ganz sicher, dass sich mit dem Professor und mir die zwei Richtigen gesucht und gefunden hätten.

Professor Körfer fragte uns nach unseren Getränkewünschen und orderte diese bei seiner Sekretärin. Dann setzte er sich hinter seinen Schreibtisch, schaute mich direkt an, lächelte aufmunternd und forderte mich auf, etwas von mir zu erzählen. Ich atmete einmal tief durch, schluckte und tat genau das. Professor Körfer hörte aufmerksam zu, hier und da nickte er zustimmend. Als ich ihm wenig später gestand, dass ich nicht die allerbesten Noten hätte, wischte er meine Worte mit einer energischen Handbewegung zur Seite und sagte nur, dass er keine guten Noten auf Papier von mir bräuchte, sondern wolle, dass ich eine gute Ärztin sei. Denn die bräuchte er.

Die Sekretärin erschien mit den Getränken. Der Professor ließ sie auf dem Tisch in der imposanten Couchecke auftischen und bat uns dann dort mit ihm Platz zu nehmen. Wir waren damit offensichtlich zum entspannteren Teil unseres Treffens übergegangen. Ich spürte schnell, dass der Professor und ich auf ein und derselben Wellenlänge lagen. Okja schien das ähnlich zu sehen, sie lehnte sich zusehends entspannter ins Sofa zurück und wirkte sehr zufrieden mit sich. Ich empfand Professor Körfer schon in diesem Gespräch als väterliche Figur – ein Gefühl, das ich ihm gegenüber nie verlieren sollte. Er war mir sofort sympathisch und ich ihm ganz offensichtlich auch.

Trotz des guten Gefühls während des Gesprächs war ich dann doch ziemlich überrascht, dass er mir direkt eine mündliche Zusage gab, bei ihm anfangen zu dürfen. Okja lächelte nur. Professor Körfer riet mir zu einem Rundgang durchs Haus und insbesondere zu einem Besuch der OP-Säle. Wir würden uns anschließend noch einmal sehen.

Professor Dr. med. Reiner Körfer: »Ich habe Frau Dr. Gürsoy als eine junge Chirurgin kennengelernt, die sehr motiviert war. Sie wollte operieren lernen. Und das hat sie mir damals

deutlich gesagt. Auch wenn ich mich heute nicht mehr
an alle Details unseres ersten Treffens erinnere – es muss
ja gut gelaufen sein, sonst hätte ich die Doktorin sicher
nicht eingestellt!«

Kaum aus dem Zimmer des Professors raus, rief ich meine
Mutter an und flüsterte fast platzend vor Freude ins Telefon,
dass ich die Stelle hätte. Anschließend trafen Okja und ich
den Oberarzt der Klinik, doch das Gespräch mit ihm empfand
ich als reine Formsache: Der Professor hatte sich ja längst für
mich entschieden. Der Oberarzt kam direkt aus einer Kunstherz-OP und machte mich mit dem Bad Oeynhausener Klinikbetrieb bekannt. Er führte mich zu den wichtigsten Räumen,
unter anderem zum OP – meinem künftigen Arbeitsplatz. Auf
mich wirkte das Ganze in diesem Moment surreal, ich konnte
noch gar nicht wirklich fassen, wie schnell alles ging.

Der Oberarzt war in der Kunstherzchirurgie zu Hause und
hatte wie ich türkische Wurzeln. Er erzählte mir ein wenig
über den Kunstherzbereich im Allgemeinen und seine Arbeit
im Speziellen. Dann gab er mir noch eine Kunstherzprothese
mit. In dem Augenblick hielt ich mein erstes Kunstherz in den
Händen! Auf Türkisch sagte er im Gehen noch zu mir, dass
ich hier hart würde arbeiten müssen. Ich nickte ihm selbstbewusst zu: Das hatte ich vor!

Später begegneten wir einer Schwester. Die guckte mich
an und fragte: »Können Sie Deutsch?« Ich bejahte ihre Frage
verwundert. Mir war damals noch nicht klar, dass das Team
um Professor Körfer international aufgestellt war.

Zurück bei Professor Körfer ging es dann unglaublicher-
weise nur noch um meinen konkreten Eintrittstermin in den
Klinikbetrieb: Ich wusste, dass ich meine letzten Examen

Mitte November haben würde und sagte das auch. Der Professor meinte, dass wir uns dann am ersten Januar sehen würden! Ich sah keinen Grund dafür, einen Monat müßig rumzusitzen und schlug ihm vor, schon am ersten Dezember auf der Matte zu stehen. Er blickte mich an und akzeptierte meinen Vorschlag mit einem festen Händedruck. Über mein Gehalt haben wir damals nicht verhandelt. Das war mir in dem Moment auch egal. Ich wusste von Kollegen, was ich als Ärztin im Praktikum zu erwarten hatte, und das war okay. Ich war nicht wegen des Geldes hier, sondern wegen der Herzchirurgie.

Nach Hause flog ich auf Wolke sieben. Ich hatte es geschafft. Ich würde bei einem der weltbesten Herzchirurgen in die Schule gehen. Ich hatte es geschafft.

Auf zu neuen Ufern!

Meine künftige Stelle bei Professor Körfer bedeutete für mich auch, dass ich zum ersten Mal von zu Hause auszog. Ich hatte in Bad Oeynhausen einen Platz im Wohnheim des Krankenhauses gebucht. Mich erwartete ein möbliertes Ein-Zimmer-Appartement mit Duschbad und WC. Das Mobiliar bestand aus einem Einzelbett, einem kleinen Tisch mit Stuhl, einem Schrank und einem Mini-Kühlschrank. Gekocht wurde in einer Gemeinschaftsküche. Die Räumlichkeiten waren alt und einfach, die Einrichtung bescheiden. Für mich war das völlig in Ordnung, ich kannte es von zu Hause nicht viel anders.

Unsere Wohnung in der Neusser Römerstraße 137 hatten wir Anfang der 1980er-Jahre bezogen. Sechzig Quadratmeter: ein Wohnzimmer, ein Schlafzimmer, eine Küche, ein Bad, ein WC, ein kleiner Abstellraum. Der Umzug damals bedeutete für uns nicht, dass wir alles renovierten und neu kauften. Im Gegenteil: Die Tapeten und den Teppich darin behielten wir – und Letzteren wechselten wir zwanzig Jahre nicht. Eingerichtet hatten wir unser Wohnzimmer mit einem großen Schrank, der mit viel Häkelei und schimmernden Kristallgläsern dekoriert war. Typisch türkisch eben. Unsere grüne Couchgarnitur hatten wir am Straßenrand gefunden. Sie stand dort neben anderem Sperrmüll und wartete auf ihre Abfuhr. Doch wir waren schneller und schleppten das gute Stück Meter für Meter schwitzend zu uns nach Hause. Wie damals wohl jeder türkische Haushalt hatten auch wir neben dem Fernseher eine Musikbox und einen Videorekorder mit unzähligen VHS-Kassetten. Auch unser Schlafzimmer war ganz bescheiden eingerichtet. Das hatten wir noch aus der alten Wohnung mitgebracht. Und behielten es auch nach dem Tod meines Vaters noch viele Jahre. Ich erinnere mich nur daran, dass meine Mutter und ich die ganze Wohnung allein tapezierten, nachdem mein Vater gestorben war. Fikri hatte zu der Zeit viel mit sich zu tun, er zog sich oft zurück und verarbeitete den Tod unseres Vaters auf seine Weise.

Mein Bruder hatte anfangs noch neben dem elterlichen Bett geschlafen, später dann auf der Schlafcouch im Wohnzimmer. Unsere Küche war mit bunt zusammengewürfelten Möbeln bestückt. Das war für uns damals ganz normal. Weder Fikri noch ich stellten als Kinder und Jugendliche große Ansprüche an unsere Mutter, dass wir dies oder jenes gern anders hätten. Wir wussten um die finanzielle Situation unserer kleinen Familie Bescheid und hatten gar nicht das Bedürfnis, unsere Mutter deshalb zu bedrängen. Wir begnügten uns mit dem, was wir hatten. Ich zum Beispiel hatte eine Spielecke, in der ich alle meine Puppen aufgereiht hatte – die durfte keiner anfassen! Trotz unserer offensichtlich bescheidenen Lebensumstände hatten wir Kinder alles, was wir brauchten. Ich habe nie etwas vermisst und fühlte mich immer wohl behütet.

Der Auszug von zu Hause, nach 26 Jahren weg von meiner Mutter, bedeutete für mich einerseits, dass jetzt mein eigenes Leben begann. Das erwartete ich voller Spannung und Vorfreude. Endlich durfte ich arbeiten. Zugleich empfand ich selbstverständlich etwas Wehmut, denn ich würde meine Mutter auch vermissen. Vor allem unsere abendlichen Gespräche, in denen wir unseren Tag auswerteten. Die waren mir immer sehr wichtig, denn ich fand bei meiner Mutter stets Verständnis, Zuspruch, Trost und Aufmunterung – egal, was mir geschah. Da ich jedoch wusste, dass ich immer wieder zu meiner Mutter zurückkommen würde, beispielsweise am

Wochenende, hielt sich mein Abschiedsschmerz in Grenzen. Meine Mutter dagegen hatte ordentlich daran zu knabbern. Das zeigte sie mir aber nicht. Ebenso mein Bruder Fikri. Beide begleiteten mich, als ich am Vorabend meines Arbeitsantritts mit meinem Koffer und meinem Laptop im Regional-Express nach Bad Oeynhausen fuhr.

Erst viel später gestand mir meine Mutter, dass sie bitterlich geweint hätte, als sie an diesem Abend wieder daheim in der ohne mich leeren Wohnung ankam. Zur selben Zeit etwa hatte ich in meinem neuen Zuhause meinen Laptop ausgepackt, aufgeklappt und auf der Tastatur einen Umschlag mit 300 Euro von meiner Mutter und Fikri gefunden. Startgeld für mein neues Leben.

— • —

Ein großer Traum schien wahr zu werden: Ich war als Assistenzärztin in Weiterbildung in Bad Oeynhausen angestellt. Beim besten Herzchirurgen Deutschlands in der bundesweit führenden Klinik für Herzchirurgie: im Herz- und Diabeteszentrum Nordrhein-Westfalen (HDZ NRW). Mehr als 4.500 Patienten lagen dort im Jahr in der Klinik für Thorax- und Kardiovaskularchirurgie auf dem OP-Tisch, um am offenen Herzen und den herznahen Gefäßen operiert zu werden.

Eine beeindruckende Zahl, nicht wahr? Und ich war fortan Teil dieser berühmten Klinik. Doch wer jetzt denkt, dass ich gleich am ersten Tag im OP neben dem Professor gestanden hätte, der irrt sich gewaltig: Denke ich an meine erste Zeit in Bad Oeynhausen zurück, erinnere ich mich an Tage und Nächte voller körperlich schwerer Arbeit. Nicht im OP, sondern auf einer Station. Ich hatte als Assistenzärztin Dienst auf der Herztransplantationsstation, der sogenannten HTx-Station. Das war eine – wie sagt man so schön? – echte Maloche-Station. Ich betreute die meist sehr schwer kranken Patienten vor und nach ihren OPs. Ein Teil von ihnen stand auf der Transplantationsliste und wartete auf ein Spenderherz.

Schon nach vier Wochen wurde ich zu Nachtdiensten eingesetzt. Das hieß, ich trug nachts die volle ärztliche Verantwortung für den gesamten Stationsbetrieb. Das hat sich für mich als Neue mitunter recht groß angefühlt.

Eine Situation hat sich mir bis heute ins Gehirn gebrannt: Ich war damals vielleicht drei, vier Monate auf der Station für Herztransplantationen, also ein echter Frischling ohne große Erfahrungen. Die Arbeit mit den schwer kranken Patienten dort verlangte mir viel ab. Ich hatte einen Patienten mit Problemen im Bauchraum. Unerfahren wie ich war, war ich in Sorge um seinen Zustand. Ich verließ sein Bett nicht und rief den zuständigen Oberarzt, der zu Hause auf Abruf war, mehrere Male an, um den aktuellen Zustand des Patienten durchzugeben, und ihm meine Sorgen darüber kundzutun. Die Situation ähnelte sehr der Nacht, in der mein Vater starb, und weckte meine Erinnerungen daran. Ich wich meinem Patienten in dieser Nacht nicht von der Seite, um ja keine Änderung seines Zustands zu verpassen. Seine Frau sagte mir später, dass sie dafür sehr dankbar gewesen sei. Die diensthabende Krankenschwester, eine erfahrene Frau, versicherte mir in der Nacht mehrfach, dass ich alles tat, was ich für den Patienten hätte tun können. Diese Situation war purer Stress für mich, auf den ich im trockenen Studium nicht vorbereitet worden war. Ich bekam einige Tage später kreisrunden Haarausfall. Ob der der außerordentlich stressigen Situation geschuldet war oder dem allgemeinen Stress, den ich als Berufsanfängerin empfand, weiß ich nicht. Ich erinnere mich jedoch gut daran, dass mich die zunächst daumennagel- und dann handtellergroße kahle Stelle auf meinem Kopf in größte Aufregung versetzte. Ich befürchtete einen totalen Haarverlust. Großer Gott, ich wollte keine Glatze! Zum Glück gab sich mein Haarausfall nach einer gezielten Behandlung mit der Zeit wieder.

Ich habe dem mir ungewohnten Druck standgehalten und ein halbes Jahr meinen Job gemacht – ohne zu murren. Zumindest nicht während des Jobs. Abends, auf meinem Zimmer dagegen murrte ich ziemlich deutlich ins Telefon, an dessen anderem Ende meist meine Mutter oder Schwester Okja, die mir längst zur Freundin geworden war, hingen. Beiden schüttete ich in dieser Zeit Abend für Abend mein Herz aus. Stundenlang. Unsere Telefongespräche waren mir damals echte Lebenshilfe. Ich hatte ja keine weibliche Kollegin, mit der ich mich hätte anfreunden und über die Arbeit austauschen können.

Der Drang, endlich in den OP zu kommen, wuchs in dieser Zeit mit jedem Tag. Zwei Jahre Dienst auf der Station seien normal, bevor ich einen Operationssaal von innen sehen würde. So hatte man es mir unter Kollegen angekündigt. Doch mit dieser Aussicht gab ich mich nicht zufrieden. Also machte ich meinen Mund auf und sagte dem Oberarzt meiner Station, dass ich in den OP wollte. Immer wieder. Und immer lauter. Schließlich sei ich eine Chirurgin, sagte ich. Ich drohte sogar damit, meine Sachen zu packen und zu gehen. Ich wollte niemandem dienen, um weiterzukommen, sondern pochte stattdessen auf mein Recht: Immerhin ist das Rotieren in den verschiedenen Bereichen der Klinik auch im Weiterbildungskatalog der Ärztekammer festgehalten. Das hatte Wirkung. Nach sieben Monaten in Bad Oeynhausen kam ich auf die

Kunstherzstation. Dort arbeitete ich unter dem Oberarzt, der mir während meines ersten Besuchs mit Okja so harte Arbeit vorausgesagt hatte – und von ihm lernte ich bei der tatsächlich harten Arbeit enorm viel.

Und endlich durfte ich auch in den OP: Es gab dort immer wieder Oberärzte, die uns junge Assistenzärzte vor versammelter OP-Mannschaft kleinmachten. Vielleicht wollten sie uns damit ihre Macht beweisen. Während der ersten Monate habe ich das männliche Gebaren staunend beobachtet. Ich passte damals noch gut ins Bild, das sich meine Kollegen von mir als junge Kollegin machten: Ich war in ihren Augen die kleine Frau, die von Tuten und Blasen oder besser von Schneiden und Nähen keine Ahnung hatte, und dann betraten sie, die gestandenen Meister, den Saal und demonstrierten mir ihr Können.

Im OP erlebte ich neben mir aufstrebende Kollegen auf eine mir völlig neue Art und Weise: Es gab tatsächlich Rangeleien mit Körpereinsatz um den besten Platz im OP, unsere Poleposition sozusagen. Das lief ganz ähnlich ab, wie ich mir Revierkämpfe im Tierreich vorstellte. Wenn ich normalen Schrittes in den OP-Saal ging, dem ich laut Plan als erste Assistenz zugeteilt worden war, und in dem der Hauptoperateur noch nicht erschienen war, dann eilten manche Kollegen doch tatsächlich im Laufschritt an mir vorbei, um den Platz des ersten OP-Assistenten zu ergattern. Für mich blieb damit oft nur die Position der weniger wichtigen zweiten Assistenz. Es passierte sogar, dass sich Kollegen über meinen Account in den OP-Plan einloggten und ihn zu ihren Gunsten veränderten. Das flog natürlich auf.

Ich hielt in dieser Zeit meinen Mund fest verschlossen, dafür aber meine Augen offen. Ich sah, ich hörte, und ich lernte. Und so kam ich recht schnell an den Punkt, wo ich mehr konnte als so mancher meiner Kollegen. Und damit kamen viele von ihnen nicht klar. Ich passte plötzlich nicht mehr in ihr Bild von mir. Und auch wenn diese Kollegen es nicht gern sahen, ich hatte zudem chirurgisches Talent! Das und mein wachsendes Können blieben von unserem Chef nicht unbemerkt, und er holte mich immer öfter aus der zweiten Reihe in die Poleposition: »Heute ist Frau Gürsoy die erste Assistentin«, pflegte er dabei nur zu sagen.

Auf diese Weise wurde ich zuerst die zweite Assistentin von Professor Körfer und später die jüngste erste Assistentin. Die Arbeit an der Seite des berühmten Herzchirurgen war für mich immer eine Herausforderung. Mein Chef war sehr streng und selten zufrieden mit dem, was andere machten. Manchmal dachte ich im Stillen: »Warum schimpft der denn immer mit mir? Soll er es doch selbst besser machen!«

Professor Körfers Hände waren recht groß. Er operierte mit ihnen auf eine ganz besonders ruhige, sorgfältige und sehr geschmeidige Art. Er machte nie eine große Show aus dem, was er tat. Jeder Stich saß bei ihm wohlbedacht. Sein Vorgehen wirkte langsam, obwohl es schnell war. Das machte die Übung. Es sah immer ganz einfach aus. Hektik kam bei ihm unter der OP nicht auf. Ruhe war ihm wichtig, wir anderen im Saal durften nicht sprechen, wenn er es nicht wollte. Mich hat sein Wunsch nach Ruhe nur anfangs davon abgehalten, zu sprechen. Recht bald schon machte ich meinen Mund auf und sagte, was ich dachte. Wenn der Professor zu mir sagte: »Wackel nicht so, Doktorin!«, obwohl das gar nicht stimmte, dann antwortete ich ihm direkt, dass ich gar nicht gewackelt hätte.

An eine Situation erinnere ich mich noch wie heute: Ich stand mit Professor Körfer im OP. Es war Dezember. Meine

Dienstzeit in Bad Oeynhausen jährte sich an diesem Tag zum ersten Mal. Ich hatte mich und meine Arbeit im hinter mir liegenden Jahr als Bereicherung für die Klinik des Professors empfunden. Dem Miteinander im Team hatte meine gutmütige, humorvolle, allen gegenüber aufmerksame, kümmernde Art gutgetan. Kurz, ich empfand mich als Geschenk. Im OP herrschte Stille. Mitten in der OP und in die vom Chef erbetene Ruhe hinein sagte ich: »Herzlichen Glückwunsch, Herr Professor!« Der sah mich über den Mundschutz hinweg irritiert und fragend an. Sein Geburtstag war heute nicht. Ich ließ den Mann nicht lange im Unklaren und erklärte ihm stolz: »Ich bin seit einem Jahr hier. Sie dürfen seit einem Jahr mit mir arbeiten, Herr Professor!« Ganz sicher würde ich so was heute nicht mehr sagen. Aber damals war ich jung und strotzte vor Selbstbewusstsein. Die Kollegen im OP hielten hörbar den Atem an und in ihrer Arbeit inne. Die dachten bestimmt, dass ich mir ganz schön was erlaube. Immerhin operierte der Professor unzählige unserer insgesamt bis zu 18 OP-Patienten am Tag selbst. Und da kommt so eine junge Ärztin und gratuliert dem berühmten Arzt zu ihrer Anwesenheit. Was für eine Frechheit! Doch Professor Körfer schüttelte nur den Kopf. Da sich die Lachfältchen um seine Augen sichtlich vertieften, nahm ich an, dass er hinter seinem Mundschutz lachte. Alle anderen atmeten hörbar aus.

Das soll keineswegs heißen, dass ich keine Fehler machte. Die machte ich selbstverständlich. Doch ich war immer bereit, aus meinen Fehlern zu lernen. So wie aus diesem: Einer unserer Patienten wurde in dieser Zeit nach der Herz-OP auf die Station gebracht, auf der ich Hausdienst hatte, also 24 Stunden am Stück arbeitete. Ich war die Jüngste vor Ort und hatte den kleinsten Dienst. Ich ging zu dem

Patienten, checkte seine Vitalwerte und protokollierte diese. Dann ging ich wieder ins Dienstzimmer. Die diensthabende Schwester rief mich etwas später dort an, um mir zu sagen, dass ich einen Wert vernachlässigt hatte. Ich beruhigte sie damit, dass ich ihr sagte, dass ich gerade bei dem Patienten gewesen sei und nichts Auffälliges bemerkt hätte. Sie blieb dank ihrer jahrelangen Erfahrung im Job und mit so jungen Assistenzärzten wie mir zum Glück hartnäckig und rief mich wenig später erneut an. Und sie hatte recht: Ich hatte einen Wert vernachlässigt und den Zustand des Patienten deshalb fehleingeschätzt. Ich habe mich damals in Grund und Boden geschämt, und mein schlechtes Gewissen peinigte mich sehr. Dank der rechtzeitigen Intervention der Krankenschwester wurde unser Patient auf die Intensivstation verlegt und trug keinerlei Schäden davon.

Am späten Nachmittag meines ersten Dienstes nach diesem Vorfall bestellte mich Professor Körfer über seine Sekretärin zu sich ins Büro. Dort stand ich völlig aufgeregt, meine letzten Minuten in der Klinik zählend – von den Kollegen hatte ich mich vorsichtshalber schon verabschiedet – vor einem Professor, der seelenruhig in seiner Fußballzeitschrift blätterte, mich zwischendurch freundlich ansah, aber kein Wort sagte. Ich stand wie erstarrt und wartete auf das, was da kommt. Da ich ahnte, warum ich gerufen wurde, und weil mich mein schlechtes Gewissen so quälte, hielt ich das Schweigen nicht mehr länger aus und entschuldigte mich für meinen Fehler. Der Professor blickte immer noch freundlich und entließ mich mit einem »Danke, Doktorin« in meinen wohlverdienten Feierabend. Zum einen lernte ich aus dieser Reaktion, dass man als Chefarzt stets über alle Patienten des Hauses Bescheid wissen muss. Zum anderen imponierte mir der Führungsstil des Chefs: Er nahm meine ehrliche Entschuldigung an und gestand mir jungen Assistenzärztin meinen Fehler zu. Er gab mir zudem die Chance, ihm meinen Fehler einzugestehen, ohne dass er mich dabei abwertete. Ich habe mir das für meinen eigenen Umgang mit meinen jungen Kollegen mitgenommen.

Heute, nach vielen Jahren in der OP-Praxis, weiß ich, dass niemand vor solchen Fehlern gefeit ist. Doch mich hat dieser Vorfall nachhaltig verändert: Ich prüfe seitdem jeden Wert meiner Patienten mehrfach, bleibe postoperativ so nah wie möglich an meinen Patienten und lasse mich beim kleinsten Piep zu ihnen rufen. Und dieses Prinzip gebe ich auch an junge Kollegen weiter. Mein seitdem extra hohes Maß an Aufmerksamkeit habe ich selbstverständlich auch in den OP mitgenommen, wo ich mein Vorgehen im Normalfall mehrfach absichere. In Notsituationen ist für Netz und doppelten Boden mitunter keine Zeit, aber dann hilft mir inzwischen meine Routine. Und natürlich bin ich stets bereit, nach Hilfe zu rufen. Mir ist zudem klar, dass ich auch nicht alles kann: Es gibt sicher Operationen, die ich von vornherein ablehne, weil ich mich darauf nicht spezialisiert habe und Kollegen diese besser machen als ich.

Ich hatte damals eine Kollegin. Sie stand seit Längerem schon als Fachärztin stets an der Seite des Professors im OP, und er hielt große Stücke auf sie. Auch ich habe sie bewundert, insbesondere dafür, dass sie es unter Männern so weit gebracht hatte. Ich war nicht neidisch, gleichwohl ich schon damals gern an ihrer Stelle im OP gewesen wäre. Doch ich freute mich für sie, denn sie hatte es bis dorthin geschafft. Sie war mir ein alltäglicher Beweis, dass Frauen es in der Hierarchie der Herzchirurgie bis nach oben bringen können. Eines

Tages war sie jedoch von der Bildfläche verschwunden. Ich bekam mit, dass sie nicht nur ihre Karriere in der Herzchirurgie, sondern diese sogar ganz aufgegeben hätte, und hörte später über zig Ecken, dass sie ein Kind bekommen habe. Damals fragte ich mich, warum sie nicht weiter für ihren Platz am Herz-OP-Tisch gekämpft hatte. Ich war überzeugt, mich würde nichts und niemand davon abbringen können, zu operieren.

Die Suche nach einer Nachfolgerin für die Kollegin dauerte nicht lange. Denn obwohl ich noch nicht mal erste Assistentin bei Körfer war, trat man zügig an mich heran: »Doktorin, das machst jetzt du!« Was? Ich? Liebe Leute! Ich war noch nicht mal fertig mit meiner Facharztausbildung! Und eigentlich holte sich Professor Körfer nur Oberärzte oder zumindest sehr erfahrene Fachärzte als erste Assistenz an die Seite. Weder das eine, noch das andere traf auf mich zu! Natürlich nahm ich die Herausforderung, den chirurgischen Ritterschlag sozusagen, gern an.

Professor Dr. med. Reiner Körfer: »Ich habe Dr. Gürsoy als standfest erlebt. Sie war auch nach Stunden am OP-Tisch nicht erschöpft, sondern hat stets bis zum Schluss aufmerksam mitgemacht. Sie hat einfach ihren Job durchgezogen, allein als Frau unter uns Männern im OP, der mitunter durchaus einem Haifischbecken gleicht. Sie hat dabei nicht auf die Uhr geschaut, es war ihr egal. Damit hat sie sich von vielen anderen abgehoben. Wenn es bei einer OP mal ans Eingemachte ging, dann konnte ich mich auf sie verlassen.«

Ich durfte von nun an die Patienten für den Professor auf- und zumachen, während er sie in der Zwischenzeit operierte. Das tat er mit einer außergewöhnlichen Sorgfalt. Er sagte auch immer zu mir: »Doktorin, lass dir Zeit! Das Tempo kommt mit der Routine von ganz allein.« Ich war damals gerade Anfang dreißig, und die neue Position im OP trug mir von allen Seiten Respekt ein. Ich wurde von diesem Moment an mit anderen Augen angesehen: im OP ebenso wie auf den Stationen, in der Kantine oder auf dem Klinikflur. Der Professor hatte mich höchstpersönlich abgenickt. Und nicht nur das: Er hatte mich unter seine Fittiche genommen.

Meine erste eigene Herz-OP

Im Laufe der Zeit war ich an vielen Operationen beteiligt. Herz-OPs wie Kunstherz-OPs. Bei jedem Eingriff, bei dem ich assistierte, habe ich mir von den operierenden Ärzten etwas abgeschaut: Handgriffe, Vorgehensweisen für Routinefälle ebenso wie für Notfälle. Ich beobachtete und lernte, zwischen gutem und weniger gutem Handwerk zu unterscheiden.

Dann kam der Tag, an dem ich zu einer Herz-OP eingeteilt wurde, und ich wusste, dass ich sie höchstwahrscheinlich allein machen würde. Zwar stand ich nicht als Operateur auf dem Plan, aber allein aus der Konstellation mit dem zugeteilten Oberarzt wurde ersichtlich, dass ich am nächsten Tag wohl dran sein würde. Der Oberarzt, dem ich assistieren sollte, war bekannt dafür, dass er die Assistenzärzte ranließ. Und die meisten meiner älteren Kollegen waren schon an der Reihe gewesen. Außerdem rechnete ich zu diesem Zeitpunkt immer damit, eine OP allein auszuführen, denn ich war fachlich so weit.

Und so kam es zu meiner großen Freude auch: Die Patientin, die bei mir am nächsten Morgen auf dem Tisch lag, litt an demselben Herzproblem, an dem einst mein Vater verstorben war: eine erkrankte Aortenklappe (Fachbegriff: Aortenvitium). Ich sollte ihr eine Ersatzklappe einsetzen. Die Frau war schon etwas älter, das machte den Eingriff für mich schwieriger und für ihren Körper belastender.

Ich war damals weniger aufgeregt, als ich selbst von mir vermutet hätte. Endlich operieren zu dürfen, das war wie die Belohnung für alles, was ich bisher geleistet hatte. Statt Aufregung fühlte ich unbändige Freude, dass ich endlich dran war, und zugleich war ich mir ganz sicher, dass ich das auch schaffen konnte. Schließlich hatte ich jetzt zum ersten Mal die Gelegenheit, mit meinen eigenen Händen auszuführen, was ich mir die ganze Zeit bei anderen an- und abgeschaut hatte. Die anstehende OP hatte ich bestimmt schon an die hundertmal gesehen.

Behutsam öffnete ich den Brustkorb der Frau und arbeitete mich zu ihrem Herzen vor. Oft werde ich gefragt, was ich empfinde, wenn ich das Herz meiner Patienten direkt vor mir liegen und schlagen sehe. Ein schlagendes Herz bedeutet Leben, ein stilles den Tod. Das Herz ist in meinen Augen das buchstäblich ausschlaggebende Organ im Körper. Ich sehe es sowohl als etwas Lebendiges als auch als ein rein technisches, mechanisches Instrument. Es ist der Motor unseres Körpers. Wenn ich den Brustkorb geöffnet habe und auf das Herz schaue, kann ich auf den ersten Blick sagen, ob es dem Herz bislang gut oder schlecht ergangen ist. Oder anders ausgedrückt: Ich sehe ihm an, ob es gesund oder krank ist. Ich erkenne zum Beispiel, ob es gesund pumpt, ungesund vergrößert, verfärbt oder verfettet ist, Narbengewebe aufweist, das auf Infarkte schließen lässt, oder ob seine Herzkranzgefäße Anzeichen von Verkalkung zeigen.

Selbstverständlich gibt es bei jeder Herz-OP einen Moment der Ehrfurcht, insbesondere dann, wenn es nötig ist, das Herz aus seinem Brustkorb zu heben und mit den eigenen Händen zu halten. Dann wird mir als Herzchirurgin ganz stark bewusst, dass das Leben dieses Menschen vor mir buchstäblich in meinen Händen liegt – und dass er es mir anvertraut hat.

Während dieser ersten OP hatte ich die ganze Zeit über ein recht gutes Gefühl, und ich beendete den Eingriff Gott sei

Dank erfolgreich. Als ich mich in diesem Moment nach der geglückten OP an meine ersten Eingriffe erinnerte, erfüllte mich Stolz. Denn keiner von uns fängt als fertiger Chirurg an, sondern startet ganz unten.

Bei einer Herzbypass-OP ist es zum Beispiel Standard, dass dem Patienten Teile von Venen »unten« aus den Beinen entnommen und dann »oben« am Herzen mit verbaut werden. Die Venenentnahme ist ein typischer Job für junge Assistenzärzte. Das sorgfältige Öffnen, Entnehmen und Verschließen der Venenentnahmestelle dauerte bei mir anfangs deutlich länger als die ganze Herz-OP, die die erfahrenen Kollegen vornahmen. Ich hatte viel lernen müssen, bevor ich endlich selbst »oben« operieren konnte – ich hatte mich also im wahrsten Sinne des Wortes von unten nach oben hochgearbeitet. Ich dachte daran, wie ich in meiner Lernzeit, so wie jeder andere, »unten« auch zur Zielscheibe kollegialen Spottes vom oberen Ende des Patienten geworden war. Heute würde ich keine Sprüche wie »Na, sollen wir dir noch helfen?« oder »Wir machen dann schon mal Feierabend!« zu hören bekommen. Und ich verkniff sie mir auch gegenüber meiner Assistenz am unteren Ende unserer Patientin.

Letztere begleitete ich selbstverständlich postoperativ. Ich brachte sie mit zur Intensivstation, half mit, sie dort ordentlich zu betten, achtete darauf, dass sie nicht blutete und dass sie wie erwartet am nächsten Tag aufwachte. Diese Zuwendung nach der OP ist mir bis heute sehr wichtig, für mich ist sie ebenso Teil meines Jobs als Chirurgin wie das Operieren selbst.

– • –

Während meiner Zeit in Bad Oeynhausen arbeitete ich auch an meiner Doktorarbeit weiter. Ich hatte die Daten ja längst alle gesammelt und ausgewertet. Jetzt musste ich das Ganze nur noch ausformulieren. Eine Sache, die mir nicht ganz so gut liegt wie das Operieren und die ich nicht zuletzt aus diesem Grund etwas vor mir hergeschoben hatte. Irgendwann war ich damit aber endlich durch und gab meine Arbeit ab. Ich war stolz darauf, dass ich es geschafft hatte. Meinen Doktorvater schätzte ich sehr, insbesondere deshalb, weil er mich in Düsseldorf immer tatkräftig dabei unterstützt hatte, in die für mich richtigen OP-Säle zu gelangen. Doch dann musste ich plötzlich erleben, dass die Ergebnisse meiner Arbeit ohne mein Wissen, ohne mein Zutun und vor allem ohne, dass mein Name als ihr Urheber genannt worden war, veröffentlicht wurden. Ein Unding im universitären Betrieb und eine Katastrophe in meinen Augen, denn das hätte mich meine ganze Doktorarbeit kosten können.

Ich fürchtete darum, dass meine Arbeit und die Mühe, die ich in sie investiert hatte, vom Dekanat nicht anerkannt werden würden und ich alles vergebens geschrieben hatte. Ich fürchtete um meinen Titel. Ich sah mich unfreiwillig in einer Bringschuld, denn ich musste dem Dekanat der Universität irgendwie beweisen, dass das komplette Datenmaterial von mir stammte. Ich nahm all meinen Mut zusammen und konfrontierte meinen Doktorvater persönlich, Auge in Auge, mit der Frage, wie das denn hatte passieren können. Er zeigte sich mir gegenüber nett und einsichtig, doch er schob jegliche Verantwortung für diesen Fauxpas auf einen der ihm untergeordneten Betreuer. Innerlich war ich bitter enttäuscht und ziemlich wütend auf ihn. Ich forderte selbstbewusst die Entschuldigung ein, die das Dekanat verlangte. Am Ende entschuldigte er sich, wenn auch kleinlaut, auch bei mir, und ich verließ erhobenen Hauptes das Gespräch. Die Situation konnte ich somit erfolgreich klären: In meiner Doktorarbeit gibt es jetzt eine schriftliche Entschuldigung. Irgendwann trudelte dann auch mein Doktortitel per Post ein. Als ich den Briefumschlag öffnete, empfand ich Genugtuung. Ich war nun Dr. med. Dilek Gürsoy.

Viele meiner Kollegen habilitieren nach ihrer Doktorarbeit. Ich bin diesen Weg bewusst nicht gegangen. Noch nicht, doch die Option halte ich mir offen. Ich hatte mich zunächst fürs Handwerk entschieden. Ich liebe meine Arbeit am OP-Tisch. Und wenn ich den Schwerpunkt aufs wissenschaftliche Publizieren gelegt hätte, wäre ich mit Sicherheit in diesem großen Herzzentrum seltener im OP und bei Patienten gewesen. Irgendetwas wäre immer zu kurz gekommen. Meine Entscheidung für Bad Oeynhausen hatte ich damals in dem Bewusstsein getroffen, in ein Team zu kommen, das viel operierte. Mir war klar, dass ich dort nicht viel Zeit für wissenschaftliches Publizieren haben würde. Unter meinen Kollegen waren viele Vollblutchirurgen wie ich, die auch noch nicht habilitiert hatten, und die, wie ich beobachten konnte, auch ohne die Habilitation Karriere machten. Hätte ich mich in Bad Oeynhausen aufs Schreiben konzentriert, wäre ich weg vom OP-Tisch gewesen und hätte ganz sicher mehr auf der Intensivstation und der HTx-Station gearbeitet. Die Bereitschaft zu operieren, soll heißen: viel zu operieren, war quasi Einstellungskriterium. Mein Ziel war auch nicht die Lehre, gleichwohl ich inzwischen sehr gern vor jungen Studenten stehe. Dazu später noch mehr. Doch auch fürs Lehren brauche ich keinen Professorentitel. Es gibt kein Gesetz, das besagt, dass ein Professor per Titel der bessere Operateur oder

der bessere Lehrer ist. Vielmehr kommt es aufs Herz und auf die Leidenschaft an, mit der man arbeitet: als Operateur oder als Lehrer.

Professor Dr. med. Reiner Körfer: »Ich habe Dr. Gürsoy bei ihrer Doktorarbeit gern unterstützt. Und aus meiner Sicht wäre es für sie durchaus von Vorteil gewesen, wenn sie danach wissenschaftlich publiziert hätte. Das ist in der Medizin bis heute so: Wer sich in den Fachblättern zeigt, macht auf sich aufmerksam. Und für eine Berufung als Chefärztin an einer Uniklinik zum Beispiel wäre das nach wie vor von Bedeutung. Wer schreibt, der bleibt, heißt es auch in unserer Branche.«

– • –

Ich arbeitete Seite an Seite mit Professor Körfer. Er war mein Mentor, ich seine Mentee. Wir arbeiteten Hand in Hand und waren ein Team. Doch ich lernte von ihm nicht nur mein chirurgisches Handwerk, sondern auch viel von dem ganzen Drumherum im und um den OP-Saal. Ordnung, Disziplin und Hygiene zum Beispiel. Die körfersche Schule hat mich und meine Arbeit maßgeblich geprägt.

Hygiene zum Beispiel ist mir sehr wichtig und in Zeiten, wo die ganze Welt unter der Corona-Pandemie leidet, wird auch dem Letzten klar, dass strenge Hygienevorschriften im Krankenhaus – und nicht nur da – unverzichtbar sind. Deshalb ist es für mich selbstverständlich, dass ich mich umziehe, wenn ich den OP-Trakt verlasse oder ihn betrete: weiß rein, weiß raus. Ich halte mich ans Hygiene-Protokoll und lege zum Beispiel auch immer meine Ohrringe ab, bevor ich mir die OP-Haube aufsetze. Unter der ich selbstverständlich die Ohren und alle Haare komplett verschwinden lasse. Ich nutze immer die Standard-OP-Hauben der Klinik und nicht etwa schöner aussehende oder personalisierte Hauben, die leider oft nicht den Hygiene-Vorschriften gerecht werden. Ich verzichte mit gutem Grund auf Wimperntusche, denn wenn die im Laufe des Tages abbröselt, besteht immer die Gefahr, dass die Bröckchen in meinen OP-Bereich fallen könnten. Ich halte meine Fingernägel kurz und trage keinen Nagellack.

2009 erklärte mir der Professor, dass er Bad Oeynhausen verlassen werde. Seine nächste Adresse war das Internationale Herzzentrum Essen. Er fragte mich:»Doktorin, würdest du mich nach Essen begleiten?« Ich hatte nur noch vier Monate, dann hätte ich meinen Facharzt in der Tasche. Ein denkbar ungünstiger Zeitpunkt für einen Stellenwechsel nach Essen, denn dort würde ich keine Möglichkeit haben, meinen Facharzt zu machen. Das wusste ich. Sollte ich trotzdem mitgehen?

Meine Loyalität zu Körfer siegte über jeden Zweifel. Mein Chef brauchte mich jetzt. Also kündigte ich in Bad Oeynhausen und ging mit Professor Körfer nach Essen. Das Ende meiner Zeit in Bad Oeynhausen bedeutete eine Heimkehr nach Neuss, aber keine Heimkehr nach Hause, denn ich kaufte mir eine eigene Wohnung in der Stadt. Ich wechselte von Bad Oeynhausen damals direkt in meine ersten eigenen vier Wände. Meine Mutter holte ich aus unserer alten Wohnung zu mir, sie kam mit großer Freude. Wir haben aus der alten Wohnung nichts an Möbeln mitgenommen, sondern uns komplett neu eingerichtet. Ich hatte meinen Verdienst gespart und endlich einen guten Grund, ihn zu investieren. Ich mag schönes Design und kaufte uns hübsche Möbelstücke. Doch zurück zur Arbeit: In Essen half ich mit, die Klinik für Herzchirurgie aufzubauen. Leider musste diese nach kurzer Zeit geschlossen werden und Professor Körfer und ich zogen 2010 zusammen weiter nach Duisburg. Am Evangelischen Klinikum Niederrhein machte ich unter ihm 2011 meinen Facharzt für Herzchirurgie und arbeitete als Oberärztin in der Abteilung für die chirurgische Therapie der terminalen Herzinsuffizienz und Kunstherzversorgung. Neben meiner chirurgischen Tätigkeit übernahm ich dort unter anderem auch die chirurgische Leitung des Kunstherzprogramms.

– • –

Viele wollen von mir wissen, worüber wir Kollegen im OP-Saal so reden, wenn wir für Stunden dort gemeinsam operieren. Ich kann die Frage nur für meine OPs beantworten: Bei mir im OP dreht sich das Gespräch ganz oft um Fußball. Ich bin schon, seit ich ein kleines Mädchen war, im Fußballfieber. Ich erinnere mich daran, dass wir zu Hause oft Fußball schauten, und daran, dass mein Bruder Fikri und ich als kleine Kinder sogar häufig zusammen Fußball spielten. Der Sport ist mehr als ein Hobby für mich, er ist meine Leidenschaft.

Mein Herz gehört der Borussia Mönchengladbach. Meine Liebe zu dem Verein geht sogar so weit, dass ich jahrelang regelmäßig im Stadion des Gladbacher Bundesligisten saß. Ich fühle mich als Neusserin den Gladbacher Fohlen, so nennen sich die Fußballer selbst, und dem Verein ganz besonders verbunden. Deshalb wurde ich 2011 Vereinsmitglied und holte mir sogar Dauerkarten. Die besaß ich bis 2019. Im OP war das natürlich ein Thema. Anfang der Woche werteten wir während der OP die Spiele vom Wochenende aus und hatten damit Gesprächsstoff für Stunden.

Mein Chef, Professor Körfer, ist, wie schon geschrieben, noch heute Vorsitzender des Aufsichtsrates der Borussia und hatte als solcher VIP-Status. Meine Dauerkarten waren für den Otto-Normal-Fan-Bereich. Als ich zur rechten Hand des Chefs wurde, bekam ich von ihm einmal zwei VIP-Karten für ein Spiel geschenkt. Ich habe damals meinen Bruder mit ins Stadion genommen. Im VIP-Bereich waren wir beide als No-Names unter vielen bekannten Gesichtern unterwegs. Ganz gleich, in welche Richtung wir schauten, waren da Menschen, die wir aus Zeitung und Fernsehen kannten: Spieler, Mann-schaftsbetreuer, prominente Gäste. Ich fühlte mich davon keineswegs eingeschüchtert und verspürte das brennende Verlangen, meinen Verein künftig immer so nah erleben zu wollen. Deshalb stellte ich 2012 mein Dauerkarten-Abo von Normalperson auf VIP um. Bis 2019 bin ich damit im VIP-Bereich des Vereins ein und aus gegangen, meist mit Fikri an meiner Seite.

Neben meinem Job bot mir auch der Fußball hin und wieder Gelegenheit zu Begegnungen mit dem ein oder an-deren Mann. Bisher war allerdings noch nicht der Richtige darunter. Einige kamen mit meinem Job nicht klar, wobei es nicht darum ging, dass ich zu wenig Zeit für sie gehabt hätte, sondern eher darum, dass die Männer damit überfordert wa-ren, dass ich eine Frau bin, die weiß, was sie will und dafür auch selbstbewusst einsteht. Zudem stehe ich finanziell auf eigenen Füßen und bin deshalb unabhängig. Auch das nahm so mancher Mann bislang nicht selbstverständlich hin. Ich bin durchaus romantisch, aber eben nicht blauäugig. Ich bin mir sicher, dass ich keinen Mediziner heiraten werde. Das würde mich langweilen, auf Dauer wohl sogar nerven. Ich vermute vielmehr, dass für mich der Richtige einer ist, der nicht vom

Fach ist. Ganz sicher lege ich großen Wert auf Treue, Ehrlichkeit und Anstand. Würde ich das Gefühl haben, ich werde belogen, dann würde ich die Beziehung sofort beenden und nicht ein Mal zurückschauen.

Ich habe nie nach der großen Liebe gesucht, vielmehr bin ich überzeugt davon, dass sie mir eines Tages ganz sicher begegnen und ich sie dann auch erkennen werde. Ich bin felsenfest überzeugt, dass ich es fühlen werde, wenn der Richtige vor mir steht. Deshalb ziehe ich bislang geduldig meiner Wege und verstehe mit mir wortgewandt flirtende Männer als das, was sie bisher waren: Versuche ihrerseits, die Richtige zu finden. Ich war es offensichtlich nicht gewesen, falls doch, hätte ich es sicher gefühlt.

Gerade wir jungen Assistenzärztinnen hatten immer mal wieder einen Oberarzt, den wir buchstäblich anhimmelten. Wir freuten uns, wenn unser Name neben seinem auf dem OP-Plan auftauchte. Auch unter den Rettungsdienstlern waren Kandidaten, die wir offenherzig anschmachteten. Ich gebe gern zu, dass ich hier und da die aufregenden Gefühle genoss, die die auch körperlich enge Zusammenarbeit am OP-Tisch mir mit dem umschwärmten Kollegen bescherte. Und ich habe durchaus auch gern mal auf einen kleinen Flirt reagiert. Das hat Spaß in die Arbeit gebracht – nicht mehr und nicht weniger. Mir war immer klar, dass das nicht ernst war. Professionalität ging mir über alles.

Ich verspüre auch keine Torschlusspanik, weil es bei mir noch nicht gefunkt hat. Ich sehe das Ganze eher entspannt. Auch meine Familie drängelt nicht, mich möglichst bald verheiratet zu sehen. Sie wünscht sich eher für mich und mein Glück, dass ich eines Tages den richtigen Mann treffen und Mutter werde. Meine Mutter sagt immer, dass es mich gern noch einmal geben dürfte. Und Fikri hatte auch schon die Idee, wenn der Richtige nicht bald erscheine, bliebe mir ja immer noch eine künstliche Befruchtung, um zu meinem Mutterglück zu kommen. Wobei ich da ganz realistisch bin, ich bin schließlich Ärztin und weiß die Fruchtbarkeit einer Frau in meinem Alter und die damit verbundenen Risiken einzuschätzen. Ich gehe an das Thema deshalb recht nüchtern ran. Mit Vertrauen in meinen Körper und mit Gottvertrauen. Es kommt, wie es kommen soll!

Insofern passe ich auch nicht in das Bild, das mitunter von uns Frauen auf der Karriereleiter gemalt wird: Ich habe nicht des Jobs wegen auf die Liebe oder sonst irgendwas verzichtet. Ich war immer bereit und immer offen für die schicksalhafte Begegnung. Natürlich traf ich in meinem Beruf auch auf Kolleginnen, die sich, um der Karriere willen, den männlich dominierten Strukturen anpassten, indem sie sich bei der Arbeit männlicher verhielten. Das war nie mein Weg: Ich habe mich immer als die gezeigt und gegeben, die ich war: Dilek aus Neuss, die gern eine Frau ist.

Warum ich am Kunstherz forsche

Als ich Professor Körfer in Bad Oeynhausen kennenlernte, war er bereits über sechzig Jahre alt. Er war damals nicht nur praktizierender Herzchirurg, sondern forschte schon seit Ende der 1990er-Jahre intensiv an einem neuen Kunstherz. Dazu muss man wissen, dass die Kunstherzchirurgie lange Zeit etwas ganz Elitäres war. Ich sag's mal so: Wenn die Herzchirurgie schon als Königsdisziplin der Chirurgie gilt, dann ist die Kunstherzchirurgie eine Sache für Kaiser.

Das Kunstherz ist eigentlich eine mechanische Blutpumpe, die die Pumparbeit des kranken Herzens entweder ganz übernimmt (totales Kunstherz) oder teilweise unterstützt. Letzteres nennt man auch Linksherzunterstützungssystem, weil großteils nur die kranke linke Herzkammer unterstützt wird. Was das totale Kunstherz angeht, da gibt es bis heute nur ein klinisch zugelassenes Kunstherzmodell, das vor Jahrzehnten schon in den USA entwickelt worden ist. Seither gab es zwar verschiedene Neuentwicklungen für das totale Kunstherz, allerdings ist davon noch keine klinisch zugelassen.

Das Kunstherz, das wir demnach bis heute weltweit komplett implantieren, bedeutet für den Patienten einerseits die einmalige Chance zur Lebensverlängerung. Andererseits aber bringt es auch erhebliche Strapazen mit sich, physische wie psychische. Denn der Antrieb für das das Leben des Patienten verlängernde Kunstherz sitzt, über Kabel verbunden, außerhalb des Körpers in einer gut sieben Kilogramm schweren Maschine, die der Patient ständig mit sich herumtragen muss. Das Kunstherz ist luftdruckgesteuert, man hört das pneumatische Klappern. Der batteriebetriebene Antrieb entwickelt Betriebsgeräusche in einer Lautstärke von bis zu siebzig Dezibel. Damit sind die Antriebsgeräusche so laut wie ein Staubsauger, ein Wasserkocher oder ein laufender Wasserhahn. Das heißt: Nicht nur jeder Kunstherzpatient kann seinen eigenen Herzschlag deutlich hören, sondern auch du und ich, die wir in einer Entfernung von bis zu 15 Metern an ihm vorbeigehen. Ich muss zugeben, als Kunstherzchirurgin habe ich dafür schon ein recht gutes Ohr entwickelt. Und deshalb passiert es mir des Öfteren, dass ich irgendwo draußen unterwegs bin und höre, dass gerade ein Kunstherzpatient an mir vorbeiläuft: »Hey, da geht ein Patient von mir!«, möchte ich dann jedes Mal rufen.

Professor Körfer forschte damals schon an einem alternativen Kunstherz, dessen Antrieb im Körper sitzt und dem Patienten somit eine große Entlastung verspricht. Allein schon, dass er damit nicht mehr ständig die lebensnotwendigen Kabel vor Augen hätte, die aus seinem Körper heraus zu einem Apparat führen, dürfte spürbare Erleichterung für Körper und Seele bringen. Doch so ein Kunstherz brächte nicht nur Kabelfreiheit, sondern auch einen geräuschfreien Antrieb, Verschleißfreiheit sowie eine Laufzeit von hoffentlich fünf Jahren.

Als ich 2003 nach Bad Oeynhausen kam, bekam ich selbstverständlich schnell mit, dass regelmäßig Ingenieure im Hause waren, die mit dem Professor zusammen an einem neuen Kunstherz arbeiteten. Ich bewunderte ihre Arbeit von Weitem und betreute die Kunstherzpatienten, die auf den Stationen lagen, auf denen ich tätig war. Aber je mehr ich mich und meine chirurgischen Fertigkeiten unter Professor

Körfer entwickelte, je öfter ich an einer Kunstherz-OP teilnahm, desto stärker wurde mein Interesse an diesem speziellen Thema.

Ich empfinde es bis heute als ein Unding, dass wir einerseits im digitalen Zeitalter leben, wo wir der künstlichen Intelligenz mehr und mehr Raum in allen Bereichen unseres Lebens geben, und uns andererseits noch kein wesentlicher Fortschritt bei der Implantation eines kompletten Kunstherzens gelungen ist. Wieso beschäftigt sich damit keiner? Wieso wird das nicht unterstützt? Das waren die Fragen, die mich in die Kunstherzforschung trieben.

In Deutschland leiden etwa zweieinhalb Millionen Menschen an einer chronischen Herzinsuffizienz. 300.000 neue Erkrankungen kommen jährlich hinzu. Das sind Zahlen des Bundesministeriums für Bildung und Forschung von 2018.[1] Im Folgejahr (Stand: 31.12.2019) standen laut dem »Jahresbericht Organspende und Transplantation in Deutschland 2019« der Deutschen Stiftung für Organtransplantation (DSO) allein hier bei uns in Deutschland 722 Menschen als transplantabel auf der Warteliste für ein neues Herz. 344 von ihnen erhielten im selben Jahr eine Herztransplantation.[2] Etwa ein Drittel der Wartenden stirbt bei uns während der Wartelistenzeit, weil es kein passendes Spenderherz gibt. Es herrscht wirklich ein Organmangel. Mit einem besseren und länger haltenden Kunstherz könnten wir die Herztransplantation ersetzen – das sind das Ziel und der Traum der Kunstherzforschung. Noch ist das Kunstherz jedoch dazu da, die Wartezeit auf die Herztransplantation zu überbrücken und so das Leben der Patienten um Jahre zu verlängern. Wobei gilt: Je eher das kranke Herz ersetzt wird, desto besser sind die Aussichten auf Besserung.

Wer ein Kunstherz bekommt, das hängt von der Erkrankung ab: Bei Patienten mit terminaler (unheilbarer) Herzinsuffizienz ist der goldene Standard der Therapie noch immer, dass wir diesen ein Spenderherz transplantieren. Die Alternative dazu sind Linksherzunterstützungssysteme, vor allem dann, wenn der Patient an einer reinen Linksherzinsuffizienz leidet. Die Systeme haben sogar das Zeug zur Dauerlösung. Oder aber sie werden als Überbrückung eingesetzt, bis das Spenderherz eingepflanzt wird. Der Vorteil der Systeme ist, dass sie schon heute geräuschlos laufen. Bei ihnen führt ein Kabel aus der Bauchdecke des Patienten heraus hin zu einem Antrieb, der zusammen mit den Akkus (wiederaufladbare Batterien) in einer Art Handtasche steckt. Die Akkus halten heute im Schnitt schon bis zu 14 Stunden lang. Handelt es sich dagegen um eine schwerwiegende Insuffizienz, die sowohl die rechte als auch die linke Herzkammer betrifft, und steht kein Spenderorgan zur Verfügung, dann können wir das erkrankte Herz mit einem komplett implantierbaren künstlichen Herzen ersetzen und so das Leben des Patienten retten.

Die Kunstherzforschung war für mich ein gewichtiger Grund, Professor Körfer nach Essen und Duisburg zu begleiten. Ich wollte mitforschen und versprach mir gute Chancen, dies an seiner Seite zu tun. Schnell wurde ich mehr und mehr in die Forschungsarbeit und in sein Forschungsteam mit einbezogen. Schon in der Herzchirurgie war ich eine der wenigen Frauen unter vielen Männern gewesen. In der Kunstherzchirurgie waren und sind Frauen noch seltener: Auf dem Gebiet der Implantation eines kompletten Kunstherzens forschen nur sehr wenige Frauen, darunter noch weniger Herzchirurginnen.

Prof. Dr. Reiner Körfer: »Seit 2019 arbeite ich nicht mehr im OP, sondern kümmere mich mit meinem Team ausschließlich um unser Kunstherz-Forschungsprojekt: die Entwicklung eines echten Kunstherzes und eines Linksherzunterstützungssystems. Frau Dr. Gürsoy hat diverse Operationen für uns ausgeführt und wird dies auch künftig tun. Sie kennt sich in der Materie bestens aus, ist mit den Pumpen vertraut. Würde ich heute ein Kunstherzzentrum gründen, dann würde ich die OPs sicher von ihr ausführen lassen. Sie hat das Zeug zur Chefärztin – sowohl vom Operieren her als auch vom Ablauf des klinischen Alltags. Das und ihre hohe Motivation und Fähigkeit, den Patienten in den Mittelpunkt zu stellen, zeichnen sie dafür aus.«

Wie muss man sich meine Forschungsarbeit vorstellen? Zunächst einmal als einen freiwilligen, teils sogar ehrenamtlichen Job, den ich in meiner Freizeit erledige. Ich stecke viele freie Tage zwischen den Diensten, Fortbildungstage, Urlaubstage und mitunter auch Feiertage in die Forschungsprojekte. Doch nicht nur meine arbeitsfreie Zeit investiere ich. Seit 2016 trage ich die Kosten für meinen ehrenamtlichen Anteil an der Forschungsarbeit komplett selbst: Fahrtkosten und Spesen bezahle ich seitdem aus eigener Tasche. Das ist mir die Sache aber unbedingt wert!

Das Forschungszentrum war zunächst im Inland an eine Uni gebunden und angesiedelt, später dann im Ausland. Dort stand und stehe ich bis heute gemeinsam mit den Ingenieuren, die das Kunstherz entwickeln, am OP-Tisch. Wir operieren an menschlichen Leichnamen, Tierkadavern und ja, auch an lebenden Tieren, meist Kälbern und Schafen. Jetzt wird sicher der eine oder andere aus Tierschutzgründen schlucken.

Als Kunstherzchirurgin und Forscherin muss ich ihm jedoch entgegnen, dass ich keine Alternative kenne, um die Kunstherzimplantation zu trainieren und weiterzuentwickeln.

Im Rahmen meiner Forschungsarbeit absolvierte ich auch verschiedene Auslandsaufenthalte. So begleitete ich die Kunstherzingenieure als Kunstherzchirurgin zum Beispiel in die USA, wo wir unser komplettes Kunstherz implantieren lassen wollten. Dort gab es das größte Herzzentrum der Welt mit einer außerordentlichen OP-Ausstattung. Hätte ich vorher gewusst, was ich auf mich nehmen musste, um dort im OP zu stehen, ich hätte mir die Reise wohl noch einmal überlegt. Wir flogen damals von Düsseldorf nach Newark in New Jersey, von wo ein zweiter Flieger uns weiter bringen sollte. Leider war das Wetter in Newark schlecht, sodass unser Weiterflug ausfiel. Die erste Implantation unseres Kunstherzens, zwei Eingriffe waren geplant, fand deshalb ohne uns statt und dauerte mehrere Stunden. Ich fragte mich besorgt, warum die US-amerikanischen Kollegen wohl so lange dafür gebraucht hatten. Doch die Nachricht, dass die OP zwar lang, dafür aber erfolgreich gewesen sei, beruhigte mich.

Am nächsten Tag saßen wir in einem kleinen Flugzeug, das nicht gerade vertrauenerweckend schien. Wir waren nur zwanzig Minuten in der Luft, da beobachtete ich, wie das Telefon der Stewardess klingelte, sie hektisch zum Cockpit rannte und wenig später aufgeregt durch eine Öffnung im Flugzeugboden in den Gepäckraum unter uns schaute. Ich dachte, mein letztes Stündlein wäre gekommen, und ratterte meine Gebete runter. Dann hielt ich für einen Moment inne und fragte mich: Dilek, willst du jetzt sterben? Nein! Das wollte ich ganz und gar nicht! Ich hatte doch noch so viel vor! Ich wollte operieren, Menschen retten, etwas Sinnvolles schaffen und hinterlassen. Ich sagte mir also: Dilek, heute wirst du nicht sterben! Mit dieser Ansage zog wieder Klarheit in meinen Kopf. Währenddessen vollführte der Pilot ein scharfes Wendemanöver, und wir waren innerhalb von zehn Minuten wieder am Boden, wo alles an Blaulicht blinkte, was der Newarker Flughafen aufzubieten hatte: Feuerwehrautos, Krankenwagen und Sicherheitsfahrzeuge säumten die Landebahn. Ich stieg aus dem Flieger aus und erklärte, dass ich heute nicht noch einmal fliegen würde, schon gar nicht mit diesem Flieger. Mit zwei Tagen Verspätung kamen wir dann in den OP-Sälen an, wo man uns Gäste aus Deutschland längst ungeduldig erwartete. Ich wollte der zweiten Implantation unseres Kunstherzens unbedingt von Nahem beiwohnen und nicht nur Zuschauerin in der Ferne sein. Schließlich hatte ich an dem Kunstherz maßgeblich mitgeforscht. »Ich möchte auch an den OP-Tisch!«, sagte ich, zog mich um, wusch und desinfizierte mich. Dann trat ich in respektvollem Abstand an den OP-Tisch heran. Der Operateur kam dort ordentlich ins Schwitzen. Seine beiden jungen Assistenten waren nicht sehr gut in der Lage, ihm angemessen zu assistieren. Höflich trat ich an den zweiten Assistenten heran und bat ihn, zur Seite zu treten und mich ranzulassen. Dann assistierte ich dem Operateur und wies ihn unter der OP auf die Eigenschaften unseres Kunstherzens und den Umgang damit hin. Der schaute mich immer wieder bewundernd und dankbar an, und nach ein paar Stunden hatten wir die OP erfolgreich hinter uns. Der Operateur machte mir auf der Stelle ein lukratives Jobangebot, das ich dankend ablehnte.

Bei einem zweiten Aufenthalt in den USA beobachtete ich die Implantation eines Kunstherzens, das ein australischer Kollege entwickelt hatte. Nach diesen beiden Aufenthalten in den Vereinigten Staaten waren mir zwei Sachen klar geworden: zum einen, dass die Kollegen dort auch nur mit Wasser kochten. Zum anderen zeigten mir die Hospitationen, was man mit Geld alles machen kann. Soweit ich es als Gast beurteilen konnte, wurde in den Forschungslabors an nichts gespart, die Ausstattungen waren top, und man scheute keine Mühe.

Oberärztin in der Herzchirurgie

Oft werde ich gefragt, wie mein ganz normaler Arbeitstag als Herzchirurgin aussieht. Hier kommt meine Antwort: Mein Wecker klingelt um vier Uhr fünfzig. Ich springe immer sofort aus dem Bett, das frühe Aufstehen macht mir überhaupt nichts aus. Im Gegenteil, ich fühle mich auch deshalb in der Chirurgie so zu Hause, weil wir Chirurgen mit die Ersten im klinischen Betrieb sind, wenn wir um sieben Uhr auf der Matte stehen. Ich dusche mich, wasche mir die Haare und ziehe mich an. Dann trinke ich ein Glas Wasser und mache mich auf den Weg zur Straßenbahn. Ich könnte auch mit dem Auto zur Arbeit fahren wie die meisten meiner Kollegen. Wenn ich es mir recht überlege, kenne ich keinen Oberarzt, der wie ich mit Bus und Bahn zur Arbeit kommt. Der eigene Wagen auf dem eigens dafür reservierten Parkplatz in der Tiefgarage der Klinik oder auf dem Ärzteparkplatz scheint insbesondere für Männer nach wie vor ein wichtiges Statussymbol zu sein. Obwohl ich mittlerweile auch zwei Autos in der Garage stehen habe, hatte ich nie das Bedürfnis, mit dem Wagen vorzufahren. Mir ist so etwas einfach nicht wichtig.

Meine Straßenbahn fährt fünf Uhr dreißig ab in Richtung Hauptbahnhof. Zur Klinik muss ich mindestens zweimal umsteigen. Unterwegs hole ich mir ein Croissant und einen Kaffee. Jeden Tag – ohne Ausnahme. Hätte ich das Frühstück auf die Hand nicht, würde mir ganz sicher etwas fehlen. Für meinen Arbeitsweg brauche ich bis zu zwei Stunden. Viertel vor sieben treffe ich in der Klinik ein. Als Oberärztin habe ich ein eigenes Zimmer. Es ist so klein, dass es schon mit dem Schreibtisch samt Stuhl und dem kleinen Schrank recht voll wirkt. Dennoch freue ich mich, einen Raum für mich zu haben. Dort angekommen steige ich in mein Klinik-Outfit: weiße Hose, weiße Söckchen, weiße Dienstschuhe und einen blauen Kasack, das ist so ein dreiviertellanges Oberteil. Meiner hat kurze Ärmel. Darüber ziehe ich mir meinen weißen Kittel, den ich immer geschlossen trage, wobei ich die langen Ärmel ein wenig hochkremple, um etwas legerer und damit nahbarer zu wirken.

Die Farbe Weiß als Dienstkleidung für Ärzte ist mir ganz wichtig. Das mag altmodisch klingen, aber Ärzte tragen in meinen Augen nun mal Weiß. Damit verbinde ich aber keineswegs das Bild von mir als »Göttin in Weiß«. Ganz und gar nicht. Für mich steht das Weiß für Reinheit im hygienischen Sinn. Und Hygiene schreiben wir im Klinikalltag größer als groß. Auf meinem weißen Arztkittel ist jeder Schmutz sofort zu sehen – und ich kann ihn schnell wechseln: Infektionsgefahr erkannt, Infektionsgefahr gebannt!

Mein erster Gang am frühen Morgen führt mich auf die Intensivstation. Schon am Abend zuvor schaue ich mir an, wer und was mich am nächsten Morgen dort erwartet. Dann ist auch meist schon Zeit für die Visite: Dabei ist es mir wichtig, dass ich meine Patienten ansehe und anspreche. Ich begrüße sie immer persönlich und stelle mich denjenigen von ihnen vor, die noch nicht wissen, dass ich sie operiert habe. In der Regel ist eine Herz-OP ja geplant, und ich habe bereits vor der OP mit meinen Patienten gesprochen. Bei Notfällen ist dafür jedoch keine Zeit, da lernen mich die Patienten erst im Nachhinein als ihre Chirurgin kennen. Während ich mit meinen Patienten spreche, sie unter anderem befrage, wie es ihnen geht, kontrolliere ich ihren Zustand, werfe einen Blick auf den Sitz der Schläuche und auf die Laborwerte. Dabei beziehe ich auch die betreuenden Schwestern und Pfleger ins Gespräch mit ein und frage sie, ob der Patient oder die Patientin gegessen, getrunken und bereits abgeführt hat und ob sich sein oder ihr Befinden wie erwartet entwickelt. Ich möchte eine für alle nahbare Ärztin sein, sowohl für meine Patienten und ihre Angehörigen als auch für meine Kollegen, wobei ich damit alle meine, die den Klinikbetrieb ermöglichen. Mir ist dabei ganz besonders wichtig, dass sich jeder Patient, ganz gleich, ob Kassen- oder Privatpatient, bei uns wohlfühlt. Ich mache da keinen Unterschied und widme mich meinen Patienten mit der gleichen Hingabe und Leidenschaft.

Professor Dr. Reiner Körfer, der in seiner langjährigen Laufbahn nach eigenen Angaben mehr als 30.000 Herz-OPs selbst durchgeführt hat: »*Der Patient ist das Wichtigste. Wer ihn behandelt, der muss kompetent sein. Ich habe meinen Mitarbeitern immer gesagt, dass sie ihre Patienten – und auch deren Angehörige – ohne Ansehen der Person behandeln beziehungsweise operieren sollten. Und zwar genauso, wie sie selbst gern wollten, dass man sie behandelt und operiert. Frau Dr. Gürsoy ist eine sehr gute Operateurin. Das steht außer Frage. Aber die OP selbst ist nur ein Teil der Aufgabe des Herzchirurgen. Ich würde sogar so weit gehen, dass es der leichtere Teil ist. Viel schwerer und bedeutender ist das, was danach kommt: die Versorgung des Patienten nach der OP unter anderem mit dem Ziel, mögliche Abstoßungsreaktionen frühzeitig zu erkennen und adäquat darauf reagieren zu können. Das erfordert Zuwendung und Aufmerksamkeit. Und das kann Dr. Gürsoy: Sie hat sich stets um jeden Patienten und seine Angehörigen bemüht. Dass sie mit türkischsprachigen Patienten auch türkisch sprechen konnte, kam ihr zugute. Aber sie baute zu allen Patienten ein gutes Verhältnis auf. Diese Leidenschaft in Richtung Patienten ist sicher ihre größte Gabe.«*

Auf die Visite folgt die Übergabe der Patienten an die nun diensthabenden Ärzte, unser Schichtwechsel sozusagen. In unserem Spezialgebiet, der Herzchirurgie, hat man in der Regel zehn bis zwölf Patienten auf der Station liegen, die betreut werden müssen. Die sind dann auch das Thema, wenn ich mich um sieben Uhr dreißig gemeinsam mit den anderen diensthabenden Ärzten und dem Chefarzt im Besprechungszimmer treffe und über meine Station berichte. Dort reden wir über die Fälle, die heute auf dem OP-Plan stehen. Jeder einzelne Patient wird von uns diskutiert. Wir betrachten Röntgenbilder, bewerten Befunde und beraten das Vorgehen bei den anstehenden OPs. Der Chefarzt bestimmt, wer von uns Chirurgen welchen Eingriff vornimmt. Ich akzeptiere seine Einteilung, vertraue seinem Urteilsvermögen. Er ist schließlich nicht ohne Grund als Chefarzt im Dienst. Von ihm kann ich bestenfalls fachlich noch etwas lernen und mir auch anschauen, wie er uns, sein Team, führt. Dem je nach Führungsstil des Chefarztes mehr oder weniger stattfindenden Wettkampf meiner männlichen Kollegen um die »ruhmreichste« OP schließe ich mich nicht an. Ich mache meinen Job – und den mache ich, so gut ich kann.

Für mich hat die streng hierarchische Struktur vom Chefarzt über leitende Oberärzte, Oberärzte, Fachärzte und Assistenzärzte bis hin zum Pflegepersonal in der Medizin etwas sehr Gutes: Ich weiß, wo mein Platz ist, und ordne mich ohne Widerspruch ein beziehungsweise unter. Natürlich nur so lange, wie es dem Patienten nicht schadet. Habe ich das

Gefühl, der Patient könnte unter der Entscheidung eines mir Vorgesetzten Schaden nehmen, dann mache ich meinen Mund ganz sicher auf. Ich dulde auch keine verletzenden Sprüche gegenüber denjenigen, die in der Hierarchie noch nicht so weit oben sind wie der Sprücheklopfer. Zum Beispiel lasse ich mich nicht mit »Mädchen« oder »Mädel« ansprechen, wenn ich operiere, ganz gleich, von wem und wie das gemeint ist. Ich mache dann deutlich, dass ich »Frau Dr. Gürsoy« bin. Mit den Jahren habe ich diesbezüglich viele Erfahrungen gesammelt.

Für meinen Platz in dieser Hierarchie entscheide ich mich bereits in dem Moment, in dem ich mich für eine Stelle bewerbe. Dieses Ein- beziehungsweise Unterordnen ist auch aus rein rechtlichen Gründen wichtig: Wenn im OP-Saal eine komplizierte Entscheidung zu fällen ist, kann ein insbesondere noch unerfahrener Arzt jederzeit den Chefarzt um Rat oder um eine Entscheidung bitten – er trägt die Hauptverantwortung. So eine OP ist zwar ein Eingriff, dessen Handgriffe nach einem bestimmten Plan erfolgen. Dennoch kann unter der OP immer Unvorhergesehenes geschehen. Darauf muss ich als Operateurin vorbereitet sein. Ich muss die Größe haben, in heiklen Situationen rechtzeitig um Hilfe zu rufen, wenn ich denke, ich komme allein nicht weiter und es könnte für den Patienten kritisch werden. Ich habe die Erfahrung gemacht, dass Chirurginnen einen solchen Hilferuf eher und damit rechtzeitiger absetzen können als männliche Kollegen. Es fällt Männern im OP ganz offensichtlich schwerer als uns Frauen, zuzugeben, mit dem eigenen Medizinerlatein auch mal am Ende zu sein. Das ist doch selbstverständlich, dass wir nicht alles gleich gut können. Je mehr Erfahrungen ich sammelte, desto seltener kam es vor, dass ich um Hilfe rufen musste. Heute bitte ich den Chef in der Regel nur um ein Abnicken dessen, was ich tue. So kann er hinterher nicht behaupten, dass etwas hätte anders laufen sollen.

Anschließend gehen wir Chirurgen in unseren OP-Saal, um acht Uhr startet der erste Eingriff. Ich gehe mit einem Gefühl großer Verantwortung in meinen OP. Die leichte Hibbeligkeit, die ich vor dem OP-Saal meist noch verspüre, fällt von mir ab, sobald ich umgezogen und desinfiziert bin, mit Haube und Mundschutz, und die Tür zum OP-Trakt aufgeht. Angekommen im OP-Saal mache ich die Musik aus, die die Schwestern mit hundertprozentiger Sicherheit laufen hatten. Dann checke ich noch einmal die Akte meines Patienten. Die kenne ich schon vom Vorabend, wo ich sie mir in Ruhe angesehen habe. Doch jetzt kontrolliere ich noch einmal ganz genau: Ist es auch wirklich der Patient, der auf meinem OP-Plan steht und jetzt vorbereitet auf dem OP-Tisch liegt, während die Narkose bereits eingeleitet wird? Dann prüfe ich, ob der Patient auch richtig liegt, und fasse selbstverständlich mit an, wenn seine Lage berichtigt werden muss.

Läuft alles nach Plan, kann ich mich anschließend waschen gehen. Das richtige Lagern des Patienten und das gründliche Waschen sind in meinen Augen sehr wichtige Bedingungen für einen erfolgreichen Eingriff. Zum Waschen kremple ich mir als Erstes die Ärmel meines Kasacks ganz nach oben, um spätere Verschmutzungen der bereits gereinigten Areale auszuschließen. Danach seife ich mir meine Hände und Arme bis zum Ellenbogen ein, wobei ich die Hände nach oben, also über meinen Ellenbogen halte, lasse die Seife wirken und wasche sie anschließend ab. Dann trockne ich mich ab. Die Haut sollte ein paar Minuten gründlich trocknen, damit Restfeuchte nicht das Sterillium verdünnt, mit dem ich Hände und Arme bis über den Ellenbogen mindestens fünf Minuten lang als Nächstes einreibe. Sterillium ist ein in der Chirurgie bewährtes Desinfektionsmittel, das sofort und über mehrere Stunden hinweg gegen Bakterien, Hefepilze und behüllte Viren wie das COVID-19 wirkt. Manche meiner Kollegen machen das nicht so lange und waschen sich das Zeug schon nach zwei, drei Minuten runter. Ich habe es jedoch so bei den OP-Schwestern, darunter auch Okja, in meiner ersten Klinik gelernt.

Dann trete ich vor an den OP-Tisch, wo die selbst schon »sterile« OP-Schwester, die diesbezüglich am OP-Tisch den Ton angibt, mir, zusammen mit ihrem »nicht sterilen« Assistenten, in den OP-Kittel und die Handschuhe hilft. Berühre ich dabei etwas nicht Steriles, beginnt die Prozedur von vorn. Im Raum sind neben mir als Operateurin ein Assistent, entweder ein Oberarzt oder ein Assistenzarzt, dem ich jederzeit erlaube, meine Handlungen zu kommentieren. Muss ich mich einmal sehr konzentrieren, sage ich laut, dass ich dafür Ruhe brauche. Dann gibt es noch den Kardiotechniker, den Anästhesisten und dessen Pflegehelfer.

Dr. med. Klaus Michael Strauß, ein Anästhesist, der mit mir in Bad Oeynhausen und in Duisburg zusammen im OP stand und jahrzehntelange Erfahrung in OPs der Herzchirurgie sammelte: »Wer wünscht sich jeden Arbeitstag fähige und freundliche Chirurgen? Die Narkoseärzte … Am unteren Ende der Beliebtheitsskala gibt es die sogenannten Schweißer, die mit diesem eigentlich unsäglichen Wort aus der Jägersprache ihren hohen Blutverlust umschreiben. Aufsteigende Leistung zeigen die Aufschneider – viele Worte bei gewöhnlicher Begabung. Dann erst kommen die Chirurgen,

die gut, zügig und glücklich zu operieren in der Lage sind.
Geheimtipp an der Spitze aber können Chirurginnen sein.
Wie vielfach von mir erlebt: Dr. Dilek Gürsoy. Zunehmend
sind es erst die anspruchsvolleren Operationen, die einem
Kranken am meisten helfen können. Gerade das Spezialge-
biet von Dr. Gürsoy verlangt Arbeiten im Grenzbereich des
menschenmöglich Sinnvollen. Mit Respekt und Freude habe
ich erlebt, wie Dr. Gürsoy dabei mit unermüdlicher Zuver-
sicht das Behandlungsteam zusammenhält. Wie schwierigste
Operationen glücklich verlaufen. Und wie Patienten und
Angehörige neben der technisch-medizinischen Hochleistung
das bekommen, was sie am meisten brauchen: Hoffnung und
Entlastung. Eine einzigartige Ausstrahlung von Vertrauen
und Zuversicht prägt die Arbeit von Dr. Gürsoy: die Mit-
arbeiter und Kollegen verbindlich motivierend, unbeirrbar
das Richtige verfolgend.«

Ich wende mich als Nächstes unserem Patienten zu und wasche ihn mit Desinfektionsmittel ab. Das mag ungewöhnlich
erscheinen, aber für mich als Chirurgin ist das Waschen meines Patienten das Elementarste. Ich mache das respektvoll,
ruhig und systematisch: Ich beginne beim Kinn und wasche
zuerst die Mitte, dann die Seiten. Von den Seiten wische ich
nicht mehr zurück zur Mitte. So hat man es mir von Anfang
an beigebracht. Und nur so wird das Infektionsrisiko mini-
miert. Ist ein Assistenzarzt anwesend, weise ich ihn selbstverständlich in das Waschen ein. Überhaupt erkläre ich den
Kollegen alles, was ich tue und warum. Sie haben ein Recht
darauf, und das sollten sie auch selbstbewusst einfordern. Ich
selbst hatte als Assistenzärztin nicht immer das Glück, dass
die mir überstellten Kollegen ihr Tun begründeten und ihr

Wissen sowie ihre Erfahrungen mit mir teilten. Doch ich gebe gern aus freien Stücken weiter, was ich weiß.

Schließlich wird der Patient abgedeckt. Ich sehe jetzt nur noch das von ihm, was der Ausschnitt der Abdeckung mir an Operationsgebiet offenbart. In gewisser Weise anonymisiert das Abdecken den Patienten. Das macht es mir als Operateurin ein bisschen leichter. Dann setze ich mit sicherer Hand den ersten Schnitt. Ich weiß noch wie heute, wie aufgeregt ich beim ersten Mal war. Inzwischen ist es eine Routine. Der Brustkorb wird anschließend aufgesägt und das Blut gestillt. Dann lege ich behutsam sterile Tücher auf den Brustkorb und setze den sogenannten Thoraxsperrer ein, der den Brustkorb (Thorax) aufsperrt. Als Nächstes öffne ich vorsichtig den Herzbeutel (das Perikard), sodass das schlagende Herz vor mir liegt. Ich sehe den Herzschlag und beurteile das Herz: Ich mache mir zum Beispiel Gedanken, wo ich die Bypässe bei einer Bypass-OP setzen würde.

Es folgt das Vorlegen der Nähte, darunter zwei sogenannte Tabaksbeutelnähte an die Hauptschlagader, die sich später sofort zuziehen lassen. Dann wird der Patient an die Herz-Lungen-Maschine angeschlossen. Vor dem eigentlichen Eingriff decke ich jetzt noch die Schläuche mit sterilen Tüchern ab, damit ich daran später nicht mit den Fäden hängen bleibe und so sauber und ungehindert wie möglich operieren kann. Die Vorarbeiten sind damit erledigt. Bis hierhin gleicht eine Herz-OP der anderen. Erst jetzt macht der eigentliche Eingriff den Unterschied, zum Beispiel folgt eine Herzkranzarterien-OP (sogenannte Bypass-OP), die eine sehr filigrane Handarbeit mit äußerst dünnen Fäden von mir erfordert oder eine Herzklappen-OP, für die ich viele Nähte vorlegen muss, um die Ersatzklappe damit zu befestigen. Ist die OP ausgeführt, wird der Eingriff nach Standard zu Ende gebracht. Ich entferne die Schläuche der Herz-Lungen-Maschine, stille noch einmal ausgiebig das Blut und verschließe (verdrahte) mit größter Sorgfalt den Thorax mithilfe von Nickel- oder Titandrähten. Dann folgt noch der schichtweise Wundverschluss, bei dem ich die Gewebeschichten (Muskel, Fettgewebe, Haut) über der Wunde nacheinander einzeln vernähe. Ich werfe abgeschnittenes Nahtmaterial dabei nie ungeachtet auf den Boden, sondern reiche dieses immer an die OP-Schwester weiter. Das gebieten mir zum einen mein Verständnis von Hygiene, zum anderen der Respekt vor meinem Team, das die Schweinerei anschließend beseitigen müsste. Ich wische mir auch nie meine blutigen Hände an meinem Kittel ab, sondern bitte die OP-Schwester um ein Tuch dafür. Sauberkeit und damit Sicherheit des OP-Bereichs ist mir wichtig.

Auch die zum Verschließen der Wunde nötige Handarbeit mache ich mit größter Sorgfalt und größtem Respekt selbst, oder ich leite einen Assistenzarzt durch die Prozedur. Ich bin damit schon häufiger auf Erstaunen gestoßen – insbesondere bei Studentinnen, die es nicht gewohnt waren, dass sie vom Operateur etwas gezeigt bekommen. Nicht selten war ich sogar die erste Oberärztin, die ihnen während einer OP etwas beibrachte. Zusammen mit der OP-Schwester lege ich zum Abschluss auch den Verband an. Und dann begleite ich den Anästhesisten, wenn er unseren Patienten aus dem Raum bringt. Auf der Intensivstation packe ich stets mit an, um den Patienten zu lagern und zu betten.

Karin Floger ist eine Krankenschwester, die fast dreißig Jahre Berufserfahrung hat und die zu meiner Zeit als Leitung der Intensivstation in Duisburg tätig war: »Dr. Dilek Gürsoy schätze ich als Ärztin wegen ihrer patientenorientierten, freundlichen und offenen Art. Sie begegnet den Menschen, sowohl den Patienten als auch uns Kollegen, mit großer Wertschätzung und Respekt. Sie hat immer ein offenes Ohr für Probleme, die gelöst werden müssen, kleine wie große. Besonders imponiert mir, dass sie in Notfallsituationen zuverlässig und schnell handelt und dabei stets sehr freundlich und menschlich bleibt und trotz ihres Arztstatus nicht überheblich wird. Dr. Gürsoys positive Lebenseinstellung überträgt sie schnell auf das ganze Team.«

Dann gehe ich mich umziehen, und anschließend schaue ich noch einmal nach dem Patienten auf der Intensivstation. Ist er dort nicht nur stabil angekommen, sondern auch stabil geblieben? Die kritische Phase für den Patienten ist nicht mit der eigentlichen OP beendet. Die Nachsorgezeit auf der Intensivstation ist sicher ebenso kritisch zu betrachten wie der Aufenthalt auf dem OP-Tisch.

Inzwischen ist es fast Mittag, ich komme nach etwa zwei Stunden aus einer Herzklappen-OP, fürs Implantieren eines kompletten Kunstherzens brauche ich dreieinhalb bis vier Stunden. Der Hunger treibt mich jetzt in die Cafeteria der Klinik, wo ich mir einen Kaffee und etwas Schokolade gönne. Nach der Pause steht eine zweite OP auf meinem Plan: Entweder operiere ich wieder selbst, oder ich helfe jemandem bei seiner OP. In Bad Oeynhausen kamen auf einen Oberarzt drei OPs am Tag, dort stand ich schon als Assistenzärztin neun bis zwölf Stunden im OP. Während in Bad Oeynhausen der Oberarzt operierte und ihm entweder ein Facharzt und ein Assistenzarzt oder zwei Assistenzärzte zur Seite standen, kam es in anderen Krankenhäusern, in denen ich arbeitete und wo wir weniger Assistenzärzte hatten, durchaus vor, dass auch ein Oberarzt einem Oberarzt assistierte.

Am frühen Abend sind die meisten OPs gelaufen, ich warte darauf, dass auch der letzte Eingriff beendet wird. Eher gehe ich nicht nach Hause, keiner von uns, denn es könnte ja sein, dass einer meiner Kollegen noch meine Hilfe braucht, weil unter der OP ein Problem auftaucht. Diese Absicherung unter Kollegen ist abgesprochen und gibt uns Chirurgen ein sicheres Gefühl.

Als Chirurgin bekomme ich von der Station regelmäßig Rückmeldung, wie es meinem Vor- und gegebenenfalls Nachmittagspatienten geht. Das ist mir in den nächsten Stunden eine Art Rückversicherung. Wenn ich mir ganz sicher bin, dass keine Komplikationen zu erwarten sind, mache ich mich auf den Heimweg. Ich habe noch nie viel davon gehalten, so zu tun, als hätte man kein Privatleben, und nach Dienstschluss noch in der Klinik zu bleiben, nur damit einen der Chef dort noch sieht. Auf der Fahrt nach Hause lasse ich die gerade absolvierten OPs meist noch einmal an meinem inneren Auge vorbeiziehen. Ich halte den Kontakt zur Intensivstation bis in den späten Abend hinein, auch noch von zu Hause aus. Ein- bis zweimal rufe ich dann in der Klinik an, um mich nach dem Befinden meiner Patienten zu erkundigen. Erst wenn ich ein gutes Gefühl habe, gehe ich aus dem mir selbst auferlegten Bereitschaftsmodus und mache wirklich Feierabend. In Bad Oeynhausen kochte ich mir dann häufig eine meiner Lieblingsspeisen: Buchstabensuppe aus der Tüte. Dazu aß ich ein, zwei Scheiben Graubrot. Seit ich wieder mit meiner Mutter zusammenwohne, genieße ich an den Abenden auch das Essen, das sie gekocht hat. Zum Beispiel Bulgur mit klein gehackten Tomaten und Zwiebellauch. Oder Bulgur mit

Rübensirup. Und ich gönne mir nach einem solchen Arbeitstag gern auch mal meine scharfen Lieblingschips oder meine luftige Lieblingsschokolade. Damit und mit einem Schwarztee setze ich mich vor den Fernseher und lasse mich berieseln. Ich bin so leicht zufriedenzustellen!

Manchmal telefoniere ich dann auch mit Kolleginnen, die in anderen Krankenhäusern arbeiten und daher großes Verständnis für mich haben. Ist meine Mutter da, erzähle ich ihr von meinem Tag und sie mir von ihrem. Oft hat sie auch einen Granatapfel vorbereitet oder Mandarinen geschält, und ich genieße, dass sie mich damit verwöhnt, als wäre ich noch immer ein kleines Mädchen. In unseren abendlichen Gesprächen lasse ich alles raus, was ich tagsüber erlebt und gefühlt habe. Meine Mutter hört mir still zu, tröstet mich, lacht und weint mit mir. Ganz, wie ich es brauche.

Nach einem letzten Anruf in der Klinik gehe ich dann ins Bett, und manchmal hole ich mir die Stimmen meiner Lieben übers Telefon ans Ohr. Das lässt mich schließlich gut schlafen.

Herzchirurgie ist Frauensache

Ich finde, es ist an der Zeit, dass ich mein Plädoyer für Herz-
und Kunstherzchirurginnen halte. Selbstverständlich sind die
Herzchirurgie und die Kunstherzchirurgie auch Frauensache!
Denn Frauen bringen wichtige Eigenschaften mit, die in diesen Bereichen dringend benötigt werden.

Die Herzchirurgie ist ein äußerst ästhetisches, filigranes
und sauberes Handwerk, das sehr viel Wissen und noch mehr
Gewissen braucht. Frauen haben ein sicheres Auge für Ästhetik – und das ist bei Herz-OPs gefragt. Ich führe als Beispiel
dafür immer gern die filigrane Häkelspitze an: ein traditio-
nelles Handwerk, in dem es gerade Frauen zu wahrer Meis-
terschaft brachten und bringen. Wer solch kunstvolle Spitzen
häkeln kann, der kann ganz sicher auch chirurgische Handarbeit vollbringen. Das Fingerspitzengefühl, das wir Frauen
besitzen, haben wir den Männern eindeutig voraus. Und das
meine ich nicht nur auf Skalpell, Nadel und Faden beschränkt.

Wir Medizinerinnen zeigen unser Fingerspitzengefühl
gepaart mit unserem intuitiv-weiblichen Einfühlungsvermögen auch in Gesprächen mit Patienten vor und nach der OP.
Dass wir Frauen uns sehr gut in unsere Patienten einfühlen
können, ist eine große Hilfe, um einander zu verstehen und
zu vertrauen. Unser weibliches Einfühlungsvermögen, unser
Fingerspitzengefühl und unsere Fingerfertigkeit sind Eigenschaften oder Skills, wie man inzwischen auf Neudeutsch
sagt, auf die es bereits heute und künftig noch mehr ankom-
men wird: Wenn Digitales Einzug in die Medizin hält, um
dort aus vielerlei guten Gründen Analoges zu ersetzen, dann
brauchen wir Mediziner umso mehr analoge Fähigkeiten:

Denn die machen uns erst zu Menschen und den Aufenthalt unserer Patienten im Krankenhaus menschlich. Unsere analogen, menschlichen Skills sind unser Vorteil gegenüber Maschinen und gegenüber künstlicher Intelligenz. Nehmen wir zum Beispiel die Diagnostik: Selbstverständlich ist die Medizintechnik, die uns hierzulande zur Verfügung steht, eine große Errungenschaft. Doch wir Ärzte dürfen uns nicht komplett auf die Apparate verlassen, sondern müssen auch unsere Sinne scharf halten, um den Zustand unserer Patienten zu bewerten. Wir müssen ihn mit unserem klinischen Blick beobachten. Schließlich sind die mit maschineller Diagnostik ermittelten Werte oft schon Stunden alt, wenn ich sie bei der Visite zu Gesicht bekomme. Inzwischen kann sich der Zustand des Patienten zum Guten wie zum Schlechten hin gewendet haben. Ein Blick auf den Patienten liefert mir ein aktuelles Bild, denn eine Herzerkrankung geht mit Symptomen einher, die wir Mediziner sehen (fahle Hautfarbe), hören (beeinträchtigtes Atmen und Sprechen) und fühlen (Wassereinlagerungen in den Gliedmaßen) können. Deshalb schaue ich mir insbesondere immer wieder die Extremitäten des Patienten an, beim Erstgespräch wie nach der OP. Ich lüfte zum Beispiel die Bettdecke des Patienten, während ich im Rahmen der Visite mit ihm spreche und mich nach seinem Befinden erkundige. Ich achte in diesem Zusammenhang auch sehr auf das Gewicht des Patienten, insbesondere postoperativ. Denn das gibt mir auch Auskunft über mögliche unerwünschte Wassereinlagerungen. Ich verlasse mich auch nicht nur auf die moderne Echokardiografie, sondern horche das Herz des Patienten mit dem Stethoskop ab. Manche belächeln das als altmodisch, mich bringt es buchstäblich nahe an meinen Patienten ran.

Ich habe die Erfahrung gemacht, dass ich meinen Patienten als Ärztin oft viel näherkomme als ein männlicher Kollege. Ich beobachte im OP und auf Station häufig, wie meine Kolleginnen, seien es Ärztinnen oder Krankenschwestern, mit ihrer weiblichen, emotionalen Herangehensweise und ihrer Lebenserfahrung als Frau und gegebenenfalls auch als Mutter schneller Brücken zu den Patienten schlagen als meine männlichen Kollegen, selbst wenn diese ebenfalls Väter sind. Die Männer gehen seit jeher meist eher sachlich an ihre Aufgaben heran. Aber heute wollen Patienten anders behandelt werden: Sie kommen zu uns mit vielen Informationen, die sie im Internet gefunden haben. Informationen, die viele Fragen aufwerfen und viele Emotionen wecken. Es reicht nicht mehr, Patientenfragen faktisch zu beantworten, wir müssen uns auch um Gefühle wie Ängste, Sorgen, Zweifel und Hoffnungen unserer Patienten kümmern. Und das können wir Frauen offensichtlich besser als Männer.

Wenn ich fordere, mehr Frauen in die Herz- und Kunstherzchirurgie zu bringen und Weiblichkeit dort ebenso wie Männlichkeit gelten zu lassen, dann habe ich dafür mehrere Gründe: In Deutschland studieren fast doppelt so viele Frauen wie Männer Humanmedizin. Im Wintersemester 2018/19 beispielsweise gab es 59.636 Studentinnen und 36.479 Studenten.[3] In der Herzchirurgie kommt diese Quote nicht an. Das Verhältnis von Chancen, die junge Frauen in der Medizin haben und offensichtlich auch ergreifen, und Ergebnissen ist demnach schief. Während Chancengleichheit herrscht, sind wir von Ergebnisgleichheit noch weit entfernt. Ich bin der beste Beleg dafür: eine Herz- und Kunstherzchirurgin nahezu allein unter Männern. Laut dem Update 2019 einer Studie des Deutschen Ärztinnenbundes »Medical Woman on Top«

(MWoT) seien die Durchschnittswerte des Frauenanteils in Spitzenpositionen der klinischen Medizin zwischen 2016 und 2019 deutschlandweit zwar von zehn auf 13 Prozent gestiegen, in der Chirurgie aber betrage der prozentuale Anteil der Frauen in Führungspositionen (Chefärztinnen, leitende Oberärztinnen, Oberärztinnen) mit absolut nur sechs Frauen auch nur fünf Prozent. Weniger Frauenanteile in Führungspositionen gäbe es demnach nur in der Urologie und der Orthopädie mit jeweils einer Frau absolut beziehungsweise drei Prozentanteilen.

Viele Frauen bleiben demnach auf der Strecke. Nicht ohne Grund: Der Chirurgenjob wird uns Frauen unterwegs, in der Ausbildung, im Studium und in den ersten Berufsjahren, ganz schön madig gemacht. Die Ausnahme: Kinderchirurgie. Dort schätzt man seit jeher die zarten Frauenhände von Chirurginnen, die mit den filigranen Strukturen von Kinderkörpern besser klarkommen als große Männerhände.

Die Erwachsenenchirurgie verkauft man uns Frauen oft als Vollzeitjob. Was für ein Quatsch! Die Dienste im OP sind durchaus auch in Teilzeit machbar. Der Job ließe sich aus meiner Sicht sogar recht gut mit einem Familienleben und mit Mutterschaft vereinbaren. Dann würde die Chirurgin eben vormittags operieren und ginge am frühen Nachmittag nach Hause zu ihrer Familie und nicht ein zweites Mal in den OP. Oder sie käme erst gegen Mittag und operierte bis zum frühen Abend. Sollten bei ihren Patienten nach den OPs Komplikationen auftreten, dann werden diese selbstverständlich dienstplanmäßig von den Kollegen, die dann Dienst haben, versorgt. Ich habe es schon des Öfteren erlebt, dass insbesondere männliche Kollegen ihre Operation übergeben, weil sie zu Kongressen fahren oder Vorträge vorbereiten müssen. Wo ist das Problem?

Dass ein Großteil der klinischen Herz-Operationen geplant ist, spricht aus meiner Sicht doch gerade für die Vereinbarkeit von Beruf und Familie und nicht dagegen. Unser typischer OP-Plan berücksichtigt genau die Arbeitswoche, die jeder andere Beruf hierzulande auch kennt: von Montag bis Freitag. Operationen am Wochenende sind eher die Ausnahme. Finden sie statt, deckt das diensthabende Team sie ab. Und nicht vergessen: In der Pflege, also bei unseren Schwestern und Pflegern auf den Stationen und im OP, ist Teilzeit längst gang und gäbe.

Doch das Umschreiben der OP-Pläne kann nur im Rahmen einer Umstellung des kompletten OP-Betriebs erfolgen. Und die findet nun mal nicht für eine einzelne Herzchirurgin im Team statt. Stünden neben mir weitere Kolleginnen auf dem Plan, bekäme unsere Weiblichkeit ein ganz anderes Gewicht, nach dem auch der OP-Plan ausgerichtet werden könnte.

Aus eigenem Erleben weiß ich zudem, dass wir Frauen im Medizinstudium immer wieder mit der angeblichen Härte des Chirurgenjobs konfrontiert werden. Zumeist gestandene Chirurgen malen uns diese in allen Einzelheiten aus. Warum tun sie das? Um sich ins rechte Licht zu rücken, denn sie selbst kommen mit dem harten Job ja offensichtlich spielend leicht klar? Oder um uns Frauen abzuschrecken? Wollen sie unter sich Männern bleiben, ihre Seilschaften pflegen? Haben sie Angst vor uns und dem, was wir zu leisten imstande sind?

Ich würde lügen, wenn ich sagte, ich hätte meinen Job nie als hart empfunden. Doch hart waren nicht etwa die Dienste im OP! Ich weise an dieser Stelle gern auf die Akkordschichten meiner Mutter bei Pierburg am Fließband hin. Oder die Feldarbeit, die Frauen jahrhundertelang machten und vielerorts noch immer machen. Oder auf die Arbeit der Putzfrauen bei uns im Krankenhaus! Also wenn ich die ganze Wohnung putze, dann bin ich platt. Die drei Beispiele stehen für Arbeiten, die Frauen ganz sicher mehr an die Knochen gehen als meine Arbeit am OP-Tisch. Das Argument harter Job zieht also nicht! Die Härte meines Berufes, die ich bislang zu spüren bekam, ergab sich auch selten aus der medizinischen Aufgabe vor mir. Vielmehr machte die Zusammenarbeit mit den zumeist männlichen Kollegen meinen Job mitunter hart. Und wenn ich dann doch mal auf eine der wenigen Chirurginnen stieß, dann verhielt diese sich mir gegenüber auch nicht gerade solidarisch. Natürlich schreckt das junge Frauen ab, die vielleicht nicht nur von einer beruflichen Karriere träumen, sondern auch davon, eine Familie zu gründen.

Nicht zu vergessen die Ansagen an uns junge Medizinstudentinnen und Ärztinnen, die deutlich unter die Gürtellinie gehen. Ich könnte hier eine ganze Reihe sexistischer und frauenfeindlicher Sprüche niederschreiben. Zum Beispiel bekam ich zur Anfangszeit Folgendes von einem Kollegen zu hören: »Mädchen – wenn du hier was werden willst, musst du eine Schlampe werden!« Ich denke, ein solcher Spruch und die Zusammenarbeit mit demjenigen, der ihn auf mich losließ, machen jeden Job hart, nicht nur meinen als Herzchirurgin.

Das sogenannte *Think-manager-think-male*-Phänomen, das seit Jahren schon in der Wirtschaft untersucht wird, sehe ich auch bei uns in der Chirurgie, insbesondere in der Herz- und Kunstherzchirurgie und dort besonders unter den Führungskräften. Ich würde es deshalb vielleicht umbenennen in *Think-heartsurgeon-think-male*-Phänomen. Der Posten des leitenden Herzchirurgen, also des Chefarztes in einer Klinik, wird bis heute mit einem Mann besetzt, weil man die Führungsrolle stereotyp männlich sieht und eine Frau dafür als unpassend empfindet. Dieses Denken müssen wir Frauen gemeinsam aufbrechen. Damit endlich auch Führungspositionen von Frauen besetzt werden, die ohne Zweifel auch einen weiblichen Führungsstil mitbringen werden, müssen die Frauen aber auch führen wollen! Dazu muss sich sowohl im Kopf der Frauen als auch in dem der Männer die Einstellung ändern. Frauen müssen sich ebenso geschickt wie die Männer auch mal nach vorn drängeln, wobei ich für mich Wert darauf lege, das ohne die berühmt-berüchtigten Ellenbogen zu tun. Die auszufahren, das ist gar nicht nötig und rächt sich ja meistens. Stattdessen sollten Frauen, die in die erste Reihe wollen, Chancen erkennen und nutzen. Und zum Beispiel ihren Mund im richtigen Moment selbstbewusst aufmachen und dabei ruhig auch mal »frech« sein. An anderer Stelle müssen wir Frauen vielleicht auch besser kalkulieren, insbesondere dann, wenn wir ein Ziel im Auge haben. Dann heißt es: Prioritäten zu setzen und hier und da durchaus auch mal den Mund zu halten.

Nicht ohne Grund habe ich in der Kampagne der Bundesstiftung »Mein Deutschland. Ich lebe hier auf gutem Grund.« mitgewirkt. Das ist eine bundesweite Öffentlichkeitskampagne der Deutschlandstiftung Integration zum siebzigsten Geburtstag des Grundgesetzes gewesen. Ich war das Gesicht und damit die Botschafterin für Artikel 3 Absatz 2 des Grundgesetzes: »Männer und Frauen sind gleichberechtigt. Der Staat fördert die tatsächliche Durchsetzung der Gleichberechtigung von Frauen und Männern und wirkt auf die Beseitigung bestehender Nachteile hin.« Die Frage, welche Rolle dieser

Gesetzestext in meinem Leben spiele, beantwortete ich dann auch so: »Ich mag es nicht, wenn Frauen das Gefühl haben, dass sie doppelt oder dreimal so hart arbeiten müssen, um im Job die gleiche Anerkennung wie Männer zu bekommen. Ich versuche, in meinem Arbeitsumfeld im Krankenhaus einen selbstbewussten Umgang mit den eigenen Fähigkeiten vorzuleben. Ich muss niemandem beweisen, dass ich meine Leistung bringe. Ich lasse einfach Taten sprechen. Dann kann ich auch Gleichberechtigung erwarten. Denn das steht so im Grundgesetz. Ich glaube, dass sich Männer von allein verändern werden, wenn wir als Frauen fleißig sind und dann ganz selbstverständlich die Plätze einnehmen, die uns aufgrund unserer Qualifikation zustehen. Wir sollten es den Männern auf keinen Fall bequem machen, die Zeiten sind vorbei. Mir ist natürlich bewusst, dass die Arbeitswelt in vielen Branchen noch nicht gleichberechtigt ist. Deshalb müssen mehr Frauen die Möglichkeit bekommen, aufzusteigen. Am Ende sollte bei Chefs das Geschlecht aber egal sein. Denn ein guter Chef ist fair und daher auch für Gleichberechtigung. Das merkt man dann auch am Arbeitsklima.«[4]

Ich beweise als Herzchirurgin seit Jahren Tag für Tag, dass mein Beruf zu Unrecht eine reine Männerdomäne ist: Ich mache als Frau im OP die gleiche Arbeit wie meine männlichen Kollegen und bin dabei sehr erfolgreich. Ich stehe den männlichen Herzchirurgen als Frau in nichts nach. Im Gegenteil, ich bin besser in dem, was wir tun, als viele meiner männlichen Kollegen. Ich habe das Zeug zur Chefärztin! Und damit es selbstverständlich wird, dass auch Frauen zu den Macherinnen in den Kliniken werden, habe ich bislang junge Kolleginnen, Studentinnen und Praktikantinnen nicht hängen lassen. Denn wir holen nur mehr Frauen in unsere

Herz-OP-Säle, wenn wir leitenden Ärztinnen die nachwachsende weibliche Generation bestens darauf vorbereiten. Deshalb gebe ich mein Wissen besonders gern an Frauen weiter. Warum sollte ich die angehenden Chirurginnen auch das durchmachen lassen, was ich durchmachen musste? Ich kann ihnen den Weg ebnen, ohne mir dabei einen Zacken aus der Krone zu brechen.

Und daher wende ich mich jetzt einmal direkt an euch, liebe Leserinnen: Traut euch! Nur, wenn ihr euch traut, kommt ihr weiter!

Wenn ich für mehr Frauen in der Herzmedizin plädiere, insbesondere in der Herz- und Kunstherzchirurgie, dann auch aus dem Grund, weil die Medizin immer stärker gendert. Das heißt, sie berücksichtigt geschlechterspezifische Besonderheiten. Und das ist absolut richtig so. Ein Beispiel: Das zuvor bereits erwähnte komplette Kunstherz, das wir derzeit weltweit implantieren, ist ein Männerherz. Es hat Maße und Aussehen eines Herzens, wie es typisch für einen ausgewachsenen Mann ist. Es wurde von Männern (Forschern) für Männer (Patienten) entwickelt und wird auch zumeist von Männern (Chirurgen) eingesetzt. Erst 2014 – etliche Jahrzehnte nach Entwicklung des männlichen Modells – wurde ein Kunstherz gleichen Typs auf den Markt gebracht, das kleiner und somit passender für Frauen und damit auch für Jugendliche ist.

Nun könnte man als Argument dafür anführen, dass ja auch mehr Männer als Frauen ein Kunstherz bekommen. Doch das liegt nicht daran, dass weniger Frauen eines bräuchten. Tatsache ist, dass viel mehr Frauen zum Beispiel an einem Herzinfarkt sterben als Männer. Das hat den traurigen Grund, dass die Anzeichen für die Herzerkrankungen, die eine Herzoperation erforderlich machen, bei Mann und Frau verschieden und dass den meisten Menschen nur die bei Männern auftretenden Symptome geläufig sind. Hat ein Mann starke Schmerzen im Brustkorb, strahlen die in Arme, Oberbauch und zwischen die Schulterblätter bis in den Rücken, empfindet er Enge, Einschnürungen und/oder Brennen im Herzbereich, wird ihm übel bis zum Erbrechen, leidet er an Atemnot – dann denken viele richtigerweise sofort an ein Herzproblem und rufen um Hilfe. Und weil heutzutage auch über soziale Medien verbreitete Hinweise auf einen Herzinfarkt für Männer typisch und für Frauen untypisch sind, wird die Notsituation, in der ein Mann steckt, eher erkannt als die einer Frau. Bei der zeigt sich ein Herzinfarkt meist anders: mit anhaltender Übelkeit, die dann mitunter auf die Ernährung oder gar eine Schwangerschaft zurückgeführt wird. Und so kommt Hilfe für Frauen oftmals zu spät. Die Frauen sterben an ihrem Herzproblem, bevor sie bei uns auf dem OP-Tisch landen, wo wir ihnen oft hätten helfen können, wenn sie rechtzeitig eingewiesen worden wären.

Ich bin fest davon überzeugt, dass ein Mehr an Herzmedizinerinnen in der Praxis und der Forschung uns erheblich weiterbringen kann, wenn es um die Unterschiede zwischen den Geschlechtern geht. Eine Frau am OP-Tisch ist der Frau darauf nun einmal näher als ein Mann. Was ganz klar auch dafür spricht, dass ich keineswegs die Männer als Operateure aus den Herz-OP-Sälen vertreiben möchte. Nein, mir geht es um ein gesundes Gleichgewicht der Geschlechter, denn wir brauchen beide dort. Mit den bereits oben angeführten weiblichen Skills würden praktizierende wie forschende Ärztinnen ihre Sichtweise auf die Patienten, deren Behandlung und Heilung ebenso wie die Männer einbringen und die bislang noch

herrschende geschlechtliche Diskrepanz unter den Herzme-
dizinern ausgleichen.

Die merkt man bis heute zum Beispiel auch an dem wie
eben begründet existierenden Überhang von Männern, die
in Studien zu Herzerkrankungen und in Arzneimittelstudien
berücksichtigt werden. So wurden bisher medizinisch rele-
vante Unterschiede zwischen den Geschlechtern außer Acht
gelassen. Heute wissen wir beispielsweise, dass eine Herzinsuffizienz bei Frauen nicht wie bei Männern häufig auf eine
Pumpstörung zurückzuführen ist, sondern auf die andere
Dehnbarkeit des Herzmuskels. Und mit dieser Erkenntnis
können wir die daran leidende Frau auch richtig behandeln.

Meine erste komplett eigenständige Kunstherzimplantation

Nach jahrelangem Assistieren implantierte ich im Jahr 2012 zum ersten Mal eigenständig ein komplettes Kunstherz. Noch während ich mit meinem Kopf und meinen Händen hoch konzentriert in der OP steckte, gratulierten mir die anwesenden Vertreter des Kunstherzunternehmens, dass ich gerade als erste Frau in Europa so eine OP geschafft hätte. Doch für mich war das ein ganz normaler Schritt auf meinem Weg zur Kunstherzchirurgin. Auch als ich nach der OP in einem ruhigen Moment genauer darüber nachdachte, hatte ich nicht das Gefühl, etwas ganz Besonderes geleistet zu haben. Ich operierte weiter, entwickelte meine Fertigkeiten mit dem Skalpell und sammelte mehr Erfahrungen.

Und das ist genau das, was für mich zählt. Ob ich nun die erste Frau war oder nicht – wenn die Ingenieure das sagen, wird es wohl stimmen, denn die führen ja Buch darüber –, das war und ist mir bis heute eigentlich egal. Ich habe das auch nie erwähnt, um mich damit zu rühmen, schon gar nicht, um damit Schlagzeilen in der Presse zu machen. Es nervt mich eher, wenn ich das immer wieder und wieder lese. Denn der Titel, die erste Frau Europas zu sein, die ein komplettes Kunstherz implantierte, beschreibt nur einen Moment meines Weges. Er wird nicht dem gerecht, was ich vor dieser OP alles getan habe, um zu diesem Punkt zu kommen. Zum Beispiel die unzähligen Nächte zwischen Forschungstagen und Tagen auf meinen Stationen, die ich mir im Versuchslabor auf einer wackeligen Pritsche um die Ohren geschlagen habe, um am nächsten Morgen bei meinen Patienten in der Klinik zu sein. Der Titel wird auch nicht dem gerecht, was nach 2012 folgte: Mittlerweile habe ich rund fünfzig komplette Kunstherzen implantiert, sowohl bei Menschen als auch bei Tieren. Das ist eine Zahl, die nicht viele Herzchirurgen und noch weniger Herzchirurginnen auf ihrem Konto verbuchen können. Und darauf bin ich stolz. Das ist es, was ich wirklich geleistet habe.

Die Kunstherz-OP kann ich heute im Schlaf. Noch bevor ich an den OP-Tisch herantrete, um den Patienten abzuwaschen und abzudecken, prüfe ich, ob das Equipment für das komplette Kunstherz und Herzunterstützungssystem vollständig bereitliegt. Denn welchen Herzeingriff ich gleich konkret vornehmen werde, das entscheide ich immer erst am offenen Herzen. Wenn ich mit eigenen Augen zum ersten Mal sehe, wie es dem Herz tatsächlich geht. Hierzu beurteile ich die linke Herzkammer und die rechte noch genauer. Ich bewerte die Synchronität der Kammern. In den meisten Fällen bestätigt die sichtbare Herzerkrankung die Diagnose, mit der der Patient zu uns ins Krankenhaus gekommen ist. Doch erst der Blick in situ (lateinisch für »am Ort« und in der Chirurgie für »in der natürlichen, richtigen Lage«) gibt den letzten Ausschlag.

Mit meiner Entscheidung für oder wider ein Linksherzunterstützungssystem oder ein komplettes Kunstherz verändere ich das Leben des Menschen vor mir total. Und nicht nur das seine. Auch das Leben seiner Angehörigen wird sich damit ändern. Ich werde oft gefragt, ob ich Unterschiede zwischen Patienten mit transplantiertem und implantiertem Herz ausmachen kann. Ja, ich denke, das ist möglich. Ich erlebe Menschen mit einem transplantierten Herz, das kurz vorher noch im Körper eines anderen Menschen schlug, als Personen, die sich um den Vorbesitzer ihres neuen Herzens viele Gedanken machen. Sie spüren oder meinen zu spüren, dass das neue Herz sie verändert, dass es Eigenheiten des Vorbesitzers in sie hineinträgt. Manche berichten mir von Veränderungen geschmacklicher Vorlieben beim Essen und Trinken, andere sogar bei Verhaltensmustern. Kunstherzpatienten sehen ihr Kunstherz meist weniger emotional. Es ist eine Maschine, die ihr krankes Herz ersetzt.

Ein komplettes Kunstherz bekommt der Patient zum Beispiel, wenn die Pumpfunktion beider Ventrikel, so nennt man die beiden größeren Herzhöhlen, hochgradig beeinträchtigt ist und aus meiner Sicht keine Besserung zu erwarten ist. Und wenn zudem jegliche andere Therapie, ganz gleich, ob medikamentös oder in Form eines alternativen Herzunterstützungssystems, ausgeschöpft beziehungsweise sogar als geeignet ausgeschlossen wurde. Außerdem müssen auch mögliche Kontraindikationen, also Gegenanzeigen, zum Beispiel Infektionen, so weit wie möglich ausgeschlossen worden sein. Selbstverständlich habe ich meinen Kunstherzpatienten und seine Angehörigen vorher in einem persönlichen Gespräch über das, was auf ihn zukommt, aufgeklärt und ihm die Optionen vorgestellt. Im Falle eines Noteingriffs hatte ich zumindest zu den Angehörigen des Patienten in akuter Herznot Kontakt.

Den Brustkorb des Patienten, dem ich gleich sein Herz herausnehmen und möglicherweise mit einem kompletten Kunstherz ersetzen werde, öffne ich, wie weiter vorne schon beschrieben. Ich sehe das kranke Herz jetzt zum ersten Mal mit eigenen Augen. Ich überprüfe die aktuelle Herzmedikation und erkundige mich nach ihrer Dosierung. Oft spricht eine hohe Dosierung für einen eher schlechten Zustand des Herzens. Ich wende mich dann an den Narkosearzt, der vor dem Eingriff und währenddessen eine sogenannte Transösophageale Echokardiografie (TEE), also einen Herz-Ultraschall, durchführt, und bitte ihn um seine fachliche Meinung zum Zustand des Herzens. Steht mir ein erfahrener Herzchirurg gegenüber am OP-Tisch, hole ich auch dessen Meinung ein.

Anschließend entscheide ich mich dafür, ob ich das Herz komplett ersetze oder nicht. Hierbei die richtige Entscheidung zu fällen, ist eine große Verantwortung, die ich nie auf die leichte Schulter nehme. Schon während der vielen OPs, bei denen ich während des Studiums und der ersten Berufsjahre assistierte, war mir klar geworden, dass selbst der erfahrenste Herzchirurg auch mal eine Fehlentscheidung treffen kann. Hinzu kommt, dass das Risiko, einen Schlaganfall unter der Herz-OP oder danach zu erleiden, deutlich erhöht ist. Egal, wer operiert.

Ich assistierte einmal einem gestandenen Operateur bei einer Herztransplantation. Es zeigte sich schnell, dass das transplantierte Herz in unserem Patienten nicht so gut arbeitete wie erhofft. Der Mann äußerte seine Zweifel an der Richtigkeit seiner Entscheidung und fragte laut in den Raum hinein, ob er das nicht hätte voraussehen können. Auch ich bin vor Fehlentscheidungen selbstverständlich nicht gefeit: Als ich einmal einer älteren Frau, die von sich aus lange gezögert hatte, sich unters Messer zu begeben, ein linksherzunterstützendes System implantiert hatte und sie aus dem OP begleitete, bekam sie plötzlich rechtsseitig Probleme. Ich musste direkt zurück in den OP mit ihr und sie noch einmal operieren. Hätte ich das Herz von Anfang an rechtsseitig unterstützen sollen? Angesichts von Entscheidungen über Leben und Tod können Zweifel in einem aufkommen, und man setzt sich mit der OP noch lange auseinander. Doch mir ist wichtig, daraus zu lernen und künftig erfahrener und hoffentlich besser zu entscheiden. Das rate ich auch jedem. Fehler passieren, auch wenn wir mit bestem Wissen und größter Sorgfalt arbeiten. Die Angst, Fehler zu machen, darf kein ständiger Begleiter sein, denn sie würde uns hemmen und unsere Fähigkeit, sorgsam zu arbeiten, ihrerseits beeinträchtigen. Wichtig ist, was man aus den Fehlern macht: Lernt man daraus? Gut. Dann muss es weitergehen!

Als Nächstes ordne ich an, das Kunstherz auszupacken und für seinen Einsatz vorzubereiten. Das ist bislang steril verpackt und verliert mit dem Auspacken seine Sterilität. Sollte das Kunstherz wider Erwarten nicht zum Einsatz kommen, ließe es sich nicht wieder sterilisieren – das mehrere Zehntausend Euro teure Kunstherz wäre dann reif für die Tonne. Anschließend lege ich alle Nähte vor, um den Patienten an die Herz-Lungen-Maschine anzuschließen. Dabei gehe ich äußerst behutsam vor, um dem Herz keine Herzrhythmusstörungen zu bescheren, die zu einer Kreislaufdepression führen könnten, bevor die Herz-Lungen-Maschine angeschlossen ist. Und das wiederum brächte uns in eine, für den Ablauf der OP, ungünstigere Ausgangsposition.

Dann bringe ich einen Schlauch an der Hauptschlagader an, einen zweiten an der oberen und einen dritten an der unteren Hohlvene. Ich gebe das Zeichen, die Herz-Lungen-Maschine einzuschalten. Sie wird von einem Perfusionisten, also einem Kardiotechniker, bedient. Mit ihr schließt sich der Blutkreislauf des Patienten, ohne dass Herz und Lunge involviert sind. Danach schließe ich die obere und untere Hohlvene per Bändchen – ich habe damit quasi einen totalen Bypass geschaffen.

Wir kühlen den Körper unseres Patienten während der Operation ein wenig herunter. Als Nächstes klemme ich die Hauptschlagader vor dem Schlauch ab. Das danach immer noch schlagende Herz bringe ich anschließend zum Flimmern. Gemeint ist das Kammerflimmern, also ein nicht mehr pulsierendes, sondern quasi nur noch zitterndes Herz. Meine linke Hand greift das Herz und hält es fest. Das ist immer ein ganz besonderer Moment, denn ich halte das Herz eines Menschen in meiner Hand. Anschließend bitte ich meine OP-Schwester um eine sogenannte Babcock-Zange, die ich zunächst mit der rechten Hand greife und mit der ich das Herz aus dem Brustkorb hebe. Ich lasse das Herz mit der linken Hand los und nehme mit dieser nun die Zange. Dann schneide ich ein gutes Stück Herzspitze mit der rechten Hand weg.

In diesem Moment empfinde ich Ehrfurcht und Demut, schließlich ist das der Punkt, an dem es kein Zurück mehr gibt. Der Gedanke, mit meinen Händen das Leben eines Menschen zu retten, macht mich glücklich und lässt mich ganz ruhig weiterarbeiten. Denn jetzt muss alles richtig und auch zügig laufen.

Die abgeschnittene Herzmasse lege ich in eine Nierenschale. Anschließend schneide ich mich mit einer Schere bis zur Ebene der Herzklappen links und rechts vor. Dabei entferne ich überschüssiges, störendes Fett- und Muskelgewebe. Ich trenne zunächst die Lungenschlagader, dann die Hauptschlagader vom restlichen Herz. Das sind die letzten Verbindungen zu seinem Besitzer. Die Finger meiner linken Hand führe ich anschließend zuerst in den sogenannten linken Ausflusstrakt und schneide ihn mit der Schere auf. Analog gehe ich beim rechten vor: Ich führe die Finger der linken Hand in die Einmündung und durchtrenne sie, indem ich mit der Schere von unten nach oben an meinem Finger entlangschneide. Überflüssiges Herzmuskelgewebe entferne ich. Dazu orientiere ich mich an Herzstrukturen wie dem linken oder rechten Herzohr. So nennt man Ausstülpungen an den Herzvorhöfen. Das linke Herzöhrchen nähe ich anschließend zu. Es folgt das Zunähen des *Sinus coronarius*, auch Koronarvenensinus genannt.

Zum Einsetzen des Kunstherzens lege ich danach sechs Nähte vor, jeweils 120 Zentimeter lange Fäden der Stärke 3-0 mit je einer Nadel an jedem Ende – jeweils zwei links und rechts an den Resten des linken und rechten Vorhofs für die sogenannten Vorhofmanschetten. Zwei Nähte bringe ich für die Manschetten am Vorhofseptum an.

Als Nächstes decke ich das Operationsfeld mit einem Tuch ab, postiere einen Assistenten zur Sicherung am OP-Tisch und verlasse diesen. Ich trete an den Tisch, auf dem das Kunstherz liegt. Nachdem ich den Körper des Patienten kenne, schneide ich nun das Kunstherz, also die einzelnen zugehörigen Utensilien wie die Vorhofmanschetten und die Prothesen für die Hauptschlagader und die Lungenschlagader so zurecht, dass sie dort gut hineinpassen. Denn das Kunstherz wird uns in einer Standardversion angeliefert und erst direkt vor Ort angepasst.

Ich nähe danach zunächst die linke und dann die rechte Manschette mit den vorgelegten Nähten an die Vorhöfe sowie schrittweise die zugeschnittenen Prothesen zur Lungenschlagader und zur Hauptschlagader an. Dann greife ich mir die beiden künstlichen Ventrikel und leite zunächst die beiden daran angeschlossenen fingerdicken Schläuche durch die Bauchdecke des Patienten. Ich gebe jetzt die Verbindungsschläuche an die Vertreter der Kunstherzfirma ab, die gleich an den externen Antrieb angeschlossen werden. Dieser erste Antrieb ist im Vergleich zum mobilen, den der Patient später bekommt, deutlich größer. Ich vergleiche ihn immer mit einem Putzwagen.

Ist das geschehen, klacke ich den linken, künstlichen Ventrikel an die links angenähte Manschette. Jetzt muss ich aufmerksam auf das Entlüften und Füllen des Herzens achten. An dieser Stelle bitte ich alle mit mir im Raum Arbeitenden um höchste Konzentration. Dann gebe ich dem Kardiotechniker die Anweisung, mehr Volumen zu geben. Den Narkosearzt bitte ich darum, die Lungen des Patienten zu blähen und den Patienten kopftief, also in einer Schräglage, auf dem Tisch zu lagern. Anschließend wende ich mich dann noch einmal dem Kardiotechniker zu und bitte diesen, den Druck an der Herz-Lungen-Maschine zu senken. Ich öffne jetzt ganz sachte die Aortenklemme und verbinde gleichzeitig die Aortenprothese mit dem Kunstherz. Damit ist der Moment gekommen, einen ersten Herzschlag durch das teilimplantierte Kunstherz zu schicken. Noch pumpt die rechte Seite nicht selbst, da sie noch nicht angeschlossen ist.

Als Nächstes wird die rechte Herzkammer an die Manschette angeschlossen. Die zuvor von mir angebrachten Bändchen löse ich jetzt. Auch hier füllt sich das Herz mit Blut. Dann verbinde ich die Lungenprothese mit dem Kunstherz. Das mache ich ganz ruhig. Ich frage jetzt in den Raum: »Alles bereit?« Wir fahren dann langsam die Herz-Lungen-Maschine auf fünfzig Prozent ihrer Leistung herunter. Die Lungen entfalten sich. Der Narkose-Arzt antwortet mir mit einem: »Alles bereit!«

Jetzt werden die Schläuche angeschlossen, die aus dem Kunstherz und Körper zur externen Kontrolleinheit und zum

Antrieb führen. Wir schalten auf meine Ansage hin zunächst die Herz-Lungen-Maschine ab und dann das Kunstherz an. Läuft bis zu diesem Moment alles glatt, zeigt sich kein Leck, rutscht mir schon mal ein erleichterndes »Puh!« raus.

Wir geben dem Körper jetzt ein wenig Zeit, behalten seine Vitalfunktionen aber stets im Auge. Ist ein medizinisches Grünohr im Raum, erlaube ich mir an dieser Stelle schon mal einen kleinen Scherz und bitte denjenigen um den Herzschrittmacher! Hat der sich vom Schock erholt – stimmt er bestenfalls in das Gelächter im Raum ein. Ich säubere mir jetzt die Hände oder ziehe mir neue Handschuhe an. Dann entferne ich die Schläuche zur Herz-Lungen-Maschine und verknote die Nähte, die ich vorgelegt hatte. Anschließend kontrolliere ich die Prothesen auf Bluttrockenheit.

Ich muss jetzt entscheiden, ob ich den Brustkorb verschließe oder noch offen lasse. Es ist bei Kunstherzoperationen durchaus üblich, sich somit für mindestens einen und maximal drei Tage noch schnellen Zugriff auf das frisch operierte Herz zu verschaffen. Müssen wir bei unvorhergesehenen Komplikationen noch einmal ans Herz ran, sparen wir uns so die Zeit für ein erneutes Öffnen. In der Regel nehmen wir also nur den Thoraxsperrer raus und lassen den Brustkorb offen. Wir verlegen Kompressen und decken die Wunde steril ab und vernähen das Patch mit der Haut.

Wir lassen uns mit dem endgültigen Verschließen des Brustkorbs auch deshalb die Zeit, weil herzkranke Menschen oft viel Wasser im Gewebe haben. Das sieht man deutlich an Einlagerungen in ihren Armen und Beinen. Auch in der Haut und den inneren Organen steckt dann oft übermäßig viel Wasser. Die Nähte könnten sich lockern, wenn das Wasser schwindet. Deshalb versuchen wir vor dem endgültigen

Thoraxverschluss, dem Körper des Operierten das übermäßige Wasser künstlich zu entziehen. Der Patient bekommt von uns Medikamente, um verstärkt Urin abzuführen. Auf diese Weise bewirken wir nach und nach eine Entwässerung des Körpers.

Unsere Herz-OP-Patienten legen wir grundsätzlich zu ihrer eigenen Sicherheit in einen künstlichen Schlaf. Wenn wir mit allem fertig sind, kommt unser Kunstherzpatient auf die Intensivstation. Dort wird er nur von Schwestern und Pflegern betreut, die spezielle Schutzkleidung tragen, um das Infektionsrisiko zu minimieren. Unser Ziel ist es, seinen Zustand zu stabilisieren, sodass sich sämtliche Organe erholen können, und ihn nötigenfalls zu entwässern. Ich behalte meinen Kunstherzpatienten in dieser Zeit stets im Auge. Es ist meine Entscheidung, wann wir es riskieren können, seinen Brustkorb zu verschließen. Das mache ich in der Regel direkt auf der Intensivstation, da der Transport des Patienten mit offenem Brustkorb zum OP-Saal zu aufwendig und das Infektionsrisiko erheblich höher wäre. Nachdem ich den Brustkorb verschlossen habe, bleiben dem Patienten eine Strichnarbe und die beiden Schläuche aus seinem Bauch. Seinem Bewusstsein fehlen dann vielleicht drei, vier Tage, dafür bekommt er dank des Kunstherzens die Chance auf mehr Lebensjahre. Die Rede ist hier im Schnitt von fünf Jahren. Das sind Jahre, um die Wartezeit bis zu einer Herztransplantation zu überbrücken. Dazu muss man wissen, dass ein komplettes Kunstherz, auch wenn es sich durchaus mit einem weiteren Kunstherz ersetzen ließe, nur eine Zwischenlösung ist, während ein linksunterstützendes System als Dauerlösung gelten kann.

Meine Kunstherzpatienten

Als Herzchirurgin habe ich es mit schwer kranken Patienten zu tun. Während die Patienten, denen ich ein komplettes Kunstherz implantiere, mich in der Regel erst nach dem erfolgreichen Eingriff kennenlernen, weil sie als Notfall zu mir kommen, treffe ich diejenigen, die ein Linksherzunterstützungssystem bekommen, meist schon vor der OP. Sie sind teilweise lange auf der Herzstation, weil sie schwer chronisch krank sind. Ich erlebe viele dieser Patienten als psychisch am Ende, und auch ihre Körper haben unter der Herzerkrankung sichtbar gelitten. Als ihre Herzchirurgin werde ich für diese Patienten bereits vor der OP zu ihrer wichtigsten Bezugsperson. Sie lassen mich oft schnell in ihr Herz, und auch ich versuche, in unseren Gesprächen so nahbar wie möglich zu bleiben. Ich kläre die Patienten ausführlich auf, habe Herzmodelle dabei und zeige ihnen, was sie erwartet. Ich bin auch diejenige, die ihnen sagt, dass sie aller Voraussicht nach ein linksherzunterstützendes System brauchen. Viele reagieren daraufhin geschockt, denn so krank hatten sie sich selbst nicht gesehen. Ich versuche, die Patienten dort abzuholen, wo sie emotional stehen: Der eine ist aufgeregter, der andere besorgter, ein Dritter vielleicht mutloser. Mir ist es wichtig, die Beziehung zu meinen Kunstherzpatienten früh zu pflegen und mir dazu auch die nötige Zeit einzuräumen. Wobei ich mich immer als Teil eines Teams sehe, das sich um die Patienten kümmert. Je wohler sich der Patient bei uns fühlt, desto erfolgreicher verläuft die OP und alles, was darauf folgt. Das ist meine Erfahrung.

Nach der OP bemühe ich mich deshalb, auch stets die Erste zu sein, die den Patienten begrüßt, wenn er wieder zu Bewusstsein kommt. Je nach Patient und dessen Charakter hole ich mir auch Angehörige dazu. Denn viele Patienten sind arg erschrocken, wenn sie aufwachen und den Herzschlag hören, den ihr komplettes Kunstherz macht. Sie sind verängstigt wegen der Schläuche, die aus ihrem Bauch zu einem in ihren Augen riesigen Apparat führen. Ihnen wird nach und nach klar, dass dieser jetzt ihr Herz antreibt, von außerhalb des Körpers. Doch ich kann die Patienten meist gut beruhigen. Ich erkläre, was ich mit ihnen unter der OP gemacht und warum ich mich dafür entschieden habe.

Die ersten 24 bis 48 Stunden nach der Operation sind sehr wichtig für den Verlauf der postoperativen Nachsorge. Ich bleibe in dieser Zeit immer in der Nähe der Patienten und fasse viel mit an. Zum Beispiel wechsle ich persönlich die Verbände der Wunde, durch die die Schläuche aus dem Bauch austreten. So habe ich die Wundheilung immer im Auge und kann schnell eingreifen, wenn es einmal nötig ist. Oder ich packe mit an, um den Patienten ordnungsgemäß zu lagern. In dieser Zeit sollen sich auch die Organe des Patienten erholen, vor allem Leber, Niere und Lunge leiden mit, wenn das Herz krank ist. Ich bin dann auch immer hinter den Assistenzärzten auf der Station her, damit diese sich angemessen um die besonderen Belange eines Patienten mit frischem Kunstherzimplantat kümmern. Dazu muss ich mir sicher sein, dass die Assistenten, die Schwestern und Pfleger auch wissen, worauf es dabei ankommt. In vielen Kliniken war ich diejenige, die die Kollegen genau darin erstmals schulte. Ich bringe ja die Erfahrungen mit, die ich seit 2004 mit der Betreuung von Kunstherzpatienten gesammelt habe, als ich auf der Kunstherzstation in Bad Oeynhausen anfing.

Ich sehe die Vorbereitungen, die OP und die Zeit danach als untrennbare Einheit und diese Einheit wiederum als unbedingte Voraussetzung für den Behandlungserfolg. Und genau das versuche ich auch, dem Nachwuchs immer wieder zu vermitteln. Es reicht nicht, schneller zu operieren. Im Gegenteil: Ich sage immer, dass es sich rächen wird, Zeit vor und während des Eingriffs zu sparen und damit Sorgfalt zu riskieren. Denn die Zeit muss man am Ende wieder investieren, um die dann häufiger auftretenden Komplikationen in den Griff zu bekommen.

Ich versuche, immer ein Ohr für meine Patienten zu haben und ihnen den postoperativen Aufenthalt bei uns auf der Station möglichst angenehm zu machen. Da kommt es dann auch schon mal vor, dass ich mitten in der Nacht bei Hochbetrieb auf der Station die Fäden ziehe, wenn sie den Patienten zu sehr beim Einschlafen stören. Diese wenigen ruhigen Minuten Zeit, die ich mir dafür nehme, bescheren ihm anschließend einen ruhigeren Schlaf. Und der ist unbezahlbar!

Den richtigen Umgang mit seinem Verband zeige ich auch gern meinem Kunstherzpatienten persönlich. Ich weise ihn in den eigenhändigen Verbandswechsel ein und schule ihn im Umgang mit dem Wundsekret. Wird der Patient entlassen, sehe ich ihn anschließend einmal in der Woche zum Verbandswechsel und natürlich bei eventuellen Komplikationen. Einer ganzen Reihe von Patienten habe ich für diese Zeit neben meiner Dienstnummer auch schon meine private Nummer gegeben. Wenn ich ihnen zur Entlassung sage, dass sie mich jederzeit erreichen könnten, dann meine ich das auch so.

Meine Kunstherzpatienten fühlen sich mit mir verbunden und ich mich mit ihnen. Sie rufen mich an, fragen mich um Rat, vor allem zu medizinischen Fragen, mitunter aber auch zu privaten. Viele begleite ich bis zu ihrer Herztransplantation und noch lange danach.

Die Herzgeschichte meines Patienten Marc E., heute
38 Jahre alt:

»2015 war ich trotz meiner heftigen Erkältung arbeiten gegangen und habe mir dabei mein Herz so richtig runtergerockt. Im Krankenhaus diagnostizierte man eine Herzmuskelentzündung und gab mir einen tragbaren Defibrillator, der meinen Herzrhythmus ständig überwachen und mir im Notfall einen elektrischen Schock verpassen sollte. Das Ding war wie eine Weste ausgelegt und hat mich irgendwann so genervt, dass ich das Gerät irgendwann trotz aller Warnungen ablegte. Es kam, wie es kommen musste: Irgendwann ging nichts mehr, ich landete in der Notaufnahme – mein EF-Wert lag bei nur noch fünf Prozent. EF steht für Ejektionsfraktion und ist ein Maß für die Herzfunktion. Bei gesunden, jungen Menschen liegt der EF-Wert bei über 55 Prozent. Ich war dem Tod also viel näher, als ich dachte. Die Ärzte sagten mir, dass ich, wenn ich nicht sofort etwas ändere, nicht mit dem Leben davonkommen würde. Ich war damals Anfang dreißig, Vater zweier Kinder, selbstständiger Inhaber eines Hausmeister-Services und stand mitten im Leben! Mir wurde vom Arzt klargemacht, dass mein Herz so krank sei, dass es Unterstützung bräuchte und vielleicht sogar ersetzt werden müsste. Der Mann redete von Spenderherzen, die Mangelware seien, und linksherzunterstützenden Systemen und kompletten

Kunstherzen, die die Wartezeit auf ein Spenderherz über-
brücken helfen würden ... Ich hörte ihn und war in Gedanken
doch bei meiner Frau und den Kindern und dem Hund. Es
ging bei mir offensichtlich um Leben und Tod. Ich stimmte
der OP zu.

Mein krankes Herz hatte den Ärzten zufolge die Größe einer
Honigmelone. Zum Vergleich: Ich bin ein eher schlanker
Mann, normal wäre eine Herzgröße von zwei Männerfäusten.
Ich bekam im September deshalb ein linksunterstützendes
System. Aus meinem Bauch führten Schläuche zum externen
Antrieb. Das war schon krass. Aber: Ich lebte. Ich erholte mich
von der OP, wurde nach vier Monaten im Krankenhaus in
Kur geschickt. Irgendwann durfte ich wieder nach Hause.
Meine Frau kümmerte sich um mich, versorgte den Großen
und das Baby. Mein EF-Wert betrug inzwischen schon wieder
25 Prozent. Ich fühlte mich besser. Ich fing an, mit meinem
Kunstherz zu leben.

Meine Herzmaschine war so eingestellt, dass sie bei Proble-
men laut piepen sollte. Das tat sie nach neun Monaten auch:
Eines Nachts fing das Ding plötzlich an zu piepen. Ich werde
das Geräusch mein Leben lang nicht mehr vergessen. Es
klang so wie ein Gabelstapler, der rückwärtsfährt ... Bis heute
zucke ich zusammen, wenn ich so ein Geräusch höre. Auf dem
Display stand die Meldung »Pumpenstopp«. Totale Katast-
rophe! Obwohl ... mir ging es trotzdem gut. Ich rief also in der
Klinik an und meldete den Vorfall. Ich sollte sofort kommen.
Ich habe trotz Gepiepe meine Sachen gepackt und mich ins
Auto gesetzt. Ich bin selbst gefahren! Dass das richtig hätte
schiefgehen können, wurde mir erst viel später klar. Es stellte

sich heraus, dass eines der Medikamente, die ich nach Plan geschluckt hatte, nicht anschlug. Und, dass das Risiko bestand, dass mein Blut verklumpte und die Pumpenfunktion beeinträchtigte beziehungsweise unwirksam machte.

Als Fachmann für Haustechnik war mir klar, dass meine Pumpe kaputt war und wieder aus mir rausmusste. Dr. Gürsoy stellte sich mir als meine Herzchirurgin vor: Sie würde mich operieren. Sie erklärte mir ganz ruhig und sachlich, dass sie vorab nicht entscheiden könne, was sie unter der OP tun werde. Das könne sie erst, wenn sie mein Herz sähe. Sie zeigte mir auf, dass ich entweder eine neue Linksunterstützung bekäme oder vielleicht sogar ein komplettes Kunstherz. Sie hörte sich meinen Wunsch an, am liebsten ohne Kunstherz aufzuwachen. Doch sie versprach mir nichts. Im Gegenteil: Sie sagte, dass sie, wenn es um Leben oder Tod ginge, mich auf keinen Fall sterben lassen würde, nur weil ich keine Herzunterstützung wollte. Ich vertraute der Ärztin. Sie war die Einzige, die sich so viel Zeit nahm, um sich anzuhören, was in meinem Kopf vorging. Ich vertraute ihr mein Herz an und sagte ihr zum Schluss: ›Dr. Gürsoy, Sie machen das schon! Ich vertraue Ihnen! Sie machen das!‹ Das hat sie sichtlich bewegt. Sie verabschiedete sich von mir und wischte sich beim Hinausgehen ganz verstohlen die Augen. Ich hab's trotzdem gesehen.

Dann weiß ich nichts mehr.

Ich schlug irgendwann die Augen auf und versuchte, einen klaren Blick zu bekommen. Vor mir sah ich ein Gesicht: Es gehörte Dr. Gürsoy. Sie war, wie ich später erfuhr, freiwillig *die ganze Nacht im Krankenhaus geblieben, um im Notfall und vor allem in dem Moment da zu sein, in dem ich aus der Narkose aufwachte und die Augen aufschlug. Es tat so gut, sie zu sehen. Ich rechnete ihr das ganz hoch an. Sie lächelte und deutete auf meinen Bauch: ›Können Sie es sehen?‹ Ich schaute nach unten und sah: nichts! Keinen Schlauch! Ich schaute der Ärztin wieder in die Augen, und sie lächelte ganz breit. Mein Herz hatte sich offenbar recht gut erholt und war in der Lage, allein zu pumpen. Wie sehr mich das Kunstherz und vor allem die Schläuche belastet hatten, fühlte ich erst in diesem Moment. Mir fiel echt ein Stein vom Herzen.*

Zu wissen, dass Dr. Gürsoy mein Herz in ihren Händen gehalten hatte, das ist schon etwas ganz Besonderes. Das verbindet mich auf besondere Weise mit ihr. Sie hat mein Leben in den Händen gehabt. Sie hat sich nach der OP um mich gekümmert. Mehr, als es eine Herzchirurgin hätte tun müssen. Sie fasste mit an, wenn ich umgelagert werden musste, und war sich nicht zu schade, mir nach ihrem Feierabend mitten in der Nacht außer der Reihe die Fäden zu ziehen, weil ich das Gefühl hatte, damit nicht schlafen zu können. Bis heute ist Dr. Gürsoy mit mir in Kontakt. Sie hat mich in der Kur besucht und erkundigt sich regelmäßig nach mir. Oder ich melde mich mit Neuigkeiten bei ihr. Mein EF-Wert liegt laut meinem Hauskardiologen inzwischen schon wieder bei vierzig Prozent. Mein Leben hat sich komplett verändert: Ich mache keine körperliche Arbeit mehr. Ich habe eine zweite Firma gegründet, die ich von zu Hause im Homeoffice leite. Als ich ihr das berichtete, klingelten bei Dr. Gürsoy gleich die Alarmglocken. Ich solle mich nicht übernehmen, hat sie mir geraten. Mein Herz brauche Ruhe. ... Ruhe ... Mein Leben ist

*heute sehr viel ruhiger als früher. Ich war immer einer, der
die ganze Woche arbeitete und am Wochenende die Sau raus-
ließ. Das fehlt mir schon ...*

*Ich hatte immer ein sonniges Gemüt. Das lasse ich mir auch
nicht nehmen. Ich schaue nach vorn. Ich bin noch da. Für
meine Frau, meine Kinder, den Hund. Und das verdanke
ich Dr. Gürsoy. Sie hat mein Herz berührt wie kein anderer
Mensch. Sie hat meinem Herz zugetraut, mich weiter durchs
Leben zu tragen. Und weil ich ihr vertraue, vertraue ich auch
meinem Herz. Schlag für Schlag.«*

Für mich ist es selbstverständlich gewesen, Marc während
seiner Kur in Mönchengladbach zu besuchen und mich mit
eigenen Augen von seiner Genesung zu überzeugen. Das habe
ich auch bei anderen Patienten gemacht, zu denen ich ein besonders gutes Verhältnis aufgebaut hatte. Und das ist etwas,
das mir sehr wichtig ist.

Mein diesbezüglich beeindruckendstes Erlebnis bestätigt
mich in meiner Haltung nur: Ich hatte einen jungen Patienten, Mitte vierzig, der ein Linksherzunterstützungssystem
eingesetzt bekommen hatte. Ihn und seine Familie habe ich
während seines Aufenthaltes auf unserer Station gut kennen-
und schätzen gelernt. Als ich nach seiner Entlassung bei uns
lange nichts mehr von ihm gehört hatte, fragte ich Kollegen
nach ihm. Die sagten mir, dass er zur weiteren Betreuung in
ein anderes Krankenhaus verlegt worden sei. Ich nahm Kontakt zu den Kollegen dort auf und erkundigte mich nach dem
Zustand »meines« Herzpatienten. Als ich hörte, dass er inzwischen in einem Hospiz läge, weil ihm nicht mehr zu helfen sei,
fiel ich aus allen Wolken. Ich war zutiefst erschüttert – damit

hatte ich nicht gerechnet. Was war passiert? Ich musste mich von dem Mann verabschieden! Ich fuhr so schnell wie möglich ins Hospiz und erblickte dort einen Mann, der nur noch halb wach schien. Die Dosis an Schmerzmitteln und anderen Medikamenten war offensichtlich recht hoch. Ich sprach mit Frau und Tochter des Patienten, die dankbar waren, dass ich gekommen war. Dankbar? Wofür? Für das hier? Ich konnte es immer noch nicht fassen! Ich schaute mir den Mann genauer an. Auf einen bevorstehenden Herztod wies auf den ersten Blick nichts hin. Ich verabschiedete mich. Die Frau des Patienten wollte mir noch etwas zu essen mitgeben, da brachen bei mir alle Dämme. Ich weinte so heftig wie selten in meinem Leben. Ich weinte auf dem Weg nach draußen, im Taxi und wieder in meiner Klinik. Ich brauchte Stunden, um mich zu fassen. Dann marschierte ich zu meinem Oberarzt und schilderte ihm den Fall. Ich schloss mit den Worten, dass ich fest entschlossen sei, den Mann da raus und zurück zu uns auf die Station zu holen. Der Oberarzt vertraute mir und gab mir grünes Licht für mein Vorhaben. Ich sprach mit dem Chef vom Hospiz und organisierte die Verlegung zu uns in die Klinik. Um es kurz zu machen: Unser Patient erholte sich bei uns so weit, dass er uns auf eigenen Füßen verlassen und sich noch den einen oder anderen Herzenswunsch erfüllen konnte, zum Beispiel besuchte er seine Mutter, die im Ausland lebte. Die lange Zugfahrt dorthin hat er offensichtlich gut überstanden. Erst später verstarb er – meines Wissens aber nicht an seinem kranken Herz. Warum mich dieses Erlebnis so berührte? Es zeigt, dass unser System Lücken hat und dass, wenn wir nicht alle gemeinsam aufmerksam und überlappend auf unsere Patienten achten, Fehler passieren können. Fehler, bei denen es um Leben oder Tod geht.

Raus aus der Komfortzone

Im Jahr 2016 hatte ich 13 Jahre mit Professor Körfer zusammengearbeitet. Er hat mich als seine Mentee großgezogen und bekannt gemacht – sowohl im klinischen Alltag als auch auf außerklinischen Veranstaltungen. Dort stellte er mich immer stolz als »seine beste Doktorin« vor. Natürlich machte das auch mich immens stolz. Ich kann mit Sicherheit sagen, dass ich alles, was ich als Chirurgin kann, von Professor Körfer gelernt habe. Meine heutige Handschrift im OP ist eindeutig von der des Professors geprägt.

Die Situation in der Duisburger Klinik änderte sich in dieser Zeit jedoch. Die Zahl der Eingriffe sank, und nach und nach verließen meine Kollegen das Haus. Ich operierte mit dem Professor und hätte es mir eigentlich gut gehen lassen können. Doch ich spürte zunehmend stärker, dass ich gern mal andere OP-Säle kennenlernen wollte, die nicht von der körferschen Schule geprägt waren. Ich wollte Neues lernen, mich fachlich weiterentwickeln. Mit 39 war ich in der von Männern dominierten Herz- und Kunstherzchirurgie eine der jüngsten Oberärzte, jetzt konnte ich noch gut dazulernen. Auch Okja lag mir schon seit Jahren damit in den Ohren, dass ich Veränderung bräuchte, um meinen chirurgischen Horizont zu erweitern. Sie sagte immer wieder: »Es wird Zeit für dich, einen Punkt zu machen. Du musst jetzt deine eigenen Wege gehen. Du hast die Eigenschaften und das Können, du hast, was du brauchst, jetzt ist es an der Zeit für dich, loszumarschieren!«

Dieses Gefühl machte mir selbstverständlich auch ein wenig Angst. Schließlich befand ich mich an der Seite des Professors in einer Komfortzone. Ich wusste, dort war immer ein Platz für mich. Die Position einer Oberärztin war mir sicher. Nicht weniger, aber auch nicht viel mehr. Ich hatte es unter Chefarzt Körfer bislang bis zur Oberärztin geschafft. Vielleicht wäre noch eine bereichsleitende Oberärztin drin. Doch ich wollte mehr: Ich wollte mir beweisen, dass ich auch ohne den Professor bestehen könnte, und ich wollte Chefärztin werden. Das hieße jedoch, besser als der Professor zu werden. Dazu brauchte ich neue Erfahrungen. Das wurde mir immer klarer bewusst. Zugleich kannte ich selbstverständlich meine fachlichen Lücken, die ich gern mit Spezialwissen füllen würde. Es ist mir wichtig, dass man seine Lücken erkennt und zu ihnen steht. Auch der beste Herzchirurg muss gewillt sein, dazuzulernen. Da ich meinen Mentor keineswegs vor den Kopf und schon gar nicht von dem Podest stoßen wollte, auf dem er für mich immer stand und steht, bat ich ihn um ein persönliches Gespräch, in dem ich ganz offen sagte, dass ich meinen fachlichen Horizont erweitern wollte. Ich erklärte ihm, dass ich in anderen Kliniken andere Vorgehensweisen bei Herz- und Kunstherzoperationen sehen und mir aneignen wollte. Er hatte dafür vollstes Verständnis. Und nicht nur das: Er gestand mir, dass er eigentlich nur noch in Duisburg geblieben war, um mich gut untergebracht zu wissen. Gemeinsam überlegten wir, wo ich das Wissen fände, das ich suchte.

Ich wünschte mir einen Platz am OP-Tisch in einer Klinik, die weit weg von Nordrhein-Westfalen war, in der mehr operiert wurde und in der man mich nicht als Körfers beste Doktorin kannte. Ich wollte kein großes Aufheben um mich. Selbstbewusst bewarb ich mich bei verschiedenen Häusern und führte dort erhobenen Hauptes Bewerbungsgespräche. Anschließend berichtete ich meinem Professor vom

Fortschritt der Gespräche und holte mir seine Meinung über die Kliniken ein, die aus meiner Sicht für mich infrage kämen.

Der Professor kannte die Szene in Deutschland sehr gut und hatte schon mit vielen Kliniken und den Ärzten dort Kontakt. Auch die Adressen und Namen, die ich ihm als meine möglicherweise künftigen Stellen beziehungsweise Kollegen nannte, kannte er teilweise. Arbeiten könnte ich überall, sagte er mir, aber wenn ich schon die Wahl hätte, dann würde er mir die Klinik empfehlen, die ich auch schon näher ins Auge gefasst hatte. Dann gab er mir noch auf den Weg, dass ich mir immer im Klaren darüber sein sollte, dass auch andere nur mit Wasser kochten.

Ich wusste, was ich konnte. Mir war klar, dass meine Leistungen in der Herz- und Kunstherzchirurgie als Schülerin Körfers spitze waren. Und deshalb forderte ich in den Gesprächen sowohl eine in meinen Augen angemessene Stelle als auch Bezahlung dafür ein.

— • —

Meine erste Stelle nach Körfer trat ich in einem Krankenhaus als Oberärztin in der Herzchirurgie an. Als ich dort anfing, war ich mit Abstand die Jüngste. Ich wurde vom Chefarzt und von allen Kollegen nett empfangen und ins Team aufgenommen. Gleichwohl sie sich allesamt äußerst freundlich und hilfsbereit zeigten, empfanden mich meine neuen Kollegen als Konkurrenz. Denn sie sahen sich selbst ebenfalls als sehr gute Chirurgen an. Das waren sie auch, wie ich während unserer gemeinsamen Arbeit im OP feststellen konnte. Dort entging mir nicht, wie sie mich und meine Arbeit, die eindeutig der körferschen Schule zuzuschreiben war, scharf beobachteten. Ich weiß nicht, ob sie mich als

Konkurrenz fürchteten, ich wollte ihnen ja keineswegs ihre Position streitig machen. Ich wollte lernen und dann weiterziehen.

In den ersten OPs in der neuen Klinik merkte ich die Unterschiede in der Arbeitsweise, alles kam mir ein wenig anders vor. Für jeden anderen mögen das Banalitäten gewesen sein, für mich waren es essenzielle Punkte wie das andere Abwaschen des Patienten vor dem Eingriff, die andere Aufstellung der OP-Schwestern am OP-Tisch, die anderen Instrumente für die filigrane Bypass-Chirurgie, das andere Eröffnen des Perikards, das andere Abgeben und Legen der Schläuche zur Herz-Lungen-Maschine. Es fiel mir anfangs verdammt schwer, all das Neue umzusetzen. Ich kam mir mitunter vor wie ein Autist, der seine lieb gewonnene Routine ändern sollte. Das war auch nicht verwunderlich, schließlich hatte ich mir 13 Jahre lang eine herzchirurgische Schule angeeignet und es darin zu höchsten Fertigkeiten gebracht – und jetzt sollte ich vieles davon ändern.

Die Kollegen zeigten mir während der OP, wie ich den im Haus zu verwendenden, mir aber noch ungewohnten Nadelhalter anzufassen und wie ich damit die Stiche zu setzen hatte. Anfangs taten sie das in einem freundlichen Ton. Doch nach und nach wurden sie bestimmter. Sie sprachen mich ungeachtet meiner Fähigkeiten an, als wäre ich ein trotziges kleines Kind, das sich weigerte, etwas anzunehmen. Zugegeben: Trotzig war ich mitunter auch, ich habe es mir und den Kollegen damals nicht leicht gemacht. Aber ich war kein unmündiges Kind! Ich nahm den Wechsel der Tonart hin und hielt meine Klappe. Schließlich beherrschte ich ihre chirurgische Schule noch nicht so wie sie selbst. Außerdem hatte ich auch nicht vor, das bisher Gelernte komplett abzulegen, ich wusste ja, dass dieser Job nur eine Station auf meiner Erfahrungsreise sein sollte. Zwei Jahre, mehr hatte ich mir hier nicht eingeräumt. Ich zeigte mich zunächst also sehr geduldig und zurückhaltend. Mein Plan war es, so viel Neues wie möglich zu lernen.

Ich hatte im OP mitunter das Gefühl, behandelt zu werden, als würde ich die dort anstehende Operation zum ersten Mal in meinem Leben ausführen. Dabei hatte ich sie bereits häufiger ausgeführt. Natürlich wurde ich auch mit für mich neuen Gerätschaften und ihrer Handhabung konfrontiert, damit hatte ich gerechnet. Womit ich nicht gerechnet hatte, war die Art und Weise, wie man mich als gestandene Herzchirurgin beim Lernen in der Einarbeitungsphase behandelte – immerhin hatte ich bereits jede Menge Bypässe gelegt, Herzklappen operiert und Kunstherzen implantiert. Nur weil ich an eine OP anders heranging als im Haus bislang üblich, tat ich doch nichts Falsches! Das Attribut, das man mir dann auch ziemlich schnell zuschrieb, lautete »altmodisch«. Doch mit diesem Urteil tat man meinem Können und dem meines Mentors Körfer großes Unrecht. Und selbst wenn die körfersche Schule klassisch war, so gab sie fachlich absolut keinen Anlass für die Übernahme meines Skalpells mit Sprüchen wie: »... das machen wir hier nicht so!«, den ich im OP erlebte. Und wenn ich mir dann die neuen Handgriffe abschaute und sie mir anfangs noch nicht ganz so flugs von der Hand gingen wie im Haus groß gewordenen Kollegen, dann hörte ich Sprüche wie: »Du bist heute aber langsam!«

Ich ließ das geduldig über mich ergehen. Es passierte nach so einer Skalpellübernahme auch, dass ich am nächsten Tag gar nicht auf dem OP-Plan auftauchte. Oder man mich für Bypass-OPs nach Inhouse-Methode einteilte, obgleich die mir noch recht neu war. Hätte ich in dieser Zeit nicht allabendlich am Telefon gehangen und bei Freundinnen wie Okja, bei meiner Mutter und bei meinem Bruder meinen Frust ablassen können – ich weiß nicht, ob ich das lange ausgehalten hätte.

Während dieser Zeit lernte ich nicht nur Fachliches. Ich lernte auch, weniger impulsiv und direkt, sondern mehr vorausschauend, um nicht zu sagen: berechnend, zu handeln und meinen Mund auch mal zu halten. Und zwar so lange, bis ich mein Ziel erreicht hatte. Das war ein mir absolut neues Verhalten. Man darf nicht vergessen: Ich hatte ja selbst schon Assistenten und erfahrenen Kollegen etwas beigebracht. Ich hatte als einzige Frau bereits eine Karriere hingelegt, die Kunstherzen als noch dazu eine der jüngsten Proktoren im In- und Ausland vorstellte, und ich zeige bis heute gestandenen Kollegen, wie sie zu implantieren sind. Für diesen Job werde ich nach wie vor von den Kunstherzfirmen gebucht, und meine Arbeit wird sehr geschätzt. Nach meinem Aufenthalt in Indien, wo man mich am liebsten gleich dabehalten hätte, habe ich bis heute Kontakt zu den Kollegen dort. Nicht zuletzt hatte ich auch schon mal dem einen oder anderen gestandenen Chirurgen im OP aus der Patsche geholfen. Ich hatte den Job einer leitenden Ärztin erfolgreich gemacht – und jetzt das! Ich habe das alles einfach über mich ergehen lassen, während ich meine Aufgaben erledigte. Und nicht nur das: Waren zum Beispiel Studentinnen im OP, habe ich mir als eine der wenigen viel Zeit genommen, ihnen etwas zu zeigen und sie vor allem auch mal etwas selbst machen zu lassen – ohne sie dabei blöd anzumachen oder gar anzuschreien, wie es mir und meinen Studienkolleginnen gegenüber nicht selten passiert war.

Mein Motto hieß damals: Augen zu und durch! Und um Gottes willen keinem Patienten zu schaden. Mit jedem Tag im OP gefiel mir die neue chirurgische Schule mehr, und ich wollte sie mir unbedingt zu eigen machen! Ich verstand mich bestens mit den OP-Schwestern. Unser gutes Verhältnis bestätigte mir wieder einmal, dass eine gute, erfahrene OP-Schwester ein Auge dafür hat, wer als Chirurg etwas draufhat und wer nicht. Und deshalb und weil sie natürlich auch hautnah miterlebten, wie mir das Leben unnötig schwer gemacht wurde, unterstützten sie mich kollegial, wo sie nur konnten.

Die junge Dilek hätte unter diesen anfänglichen Umständen im neuen Job sicher die Klappe aufgemacht und ihr Recht eingefordert. Doch ich war gereift und wollte die neuen fachlichen Erfahrungen unbedingt machen. Also ließ ich meine geballten Fäuste tief in den Taschen meines Arztkittels und lernte. Ich schluckte meine Erwiderungen herunter, was überhaupt nicht meine Art war. Ich operierte nach Plan und wurde mit jeder Operation routinierter. Und es blieb nicht lange unbemerkt, dass ich die hauseigenen OP-Methoden bald draufhatte und unter der OP sogar sauberer arbeitete als viele Kollegen, die schon lange im Haus waren.

Die gestandenen Kollegen sahen meine sehr gute Arbeit am OP-Tisch und ebenso, dass es meinen Patienten damit gut erging. Meine Ergebnisse sprachen für sich und wurden respektiert. Ich versuchte, mich ins Team einzufinden, und sah mir auch mal mit einem Kollegen gemeinsam ein Fußballspiel an. Selbst eine Einladung zu einer Betriebsweihnachtsfeier lehnte ich nicht ab, wie es eigentlich meine Art wäre, sondern nahm sie stattdessen mich höflich bedankend an.

Ich fühlte mich langsam wohl in meiner Wahlheimat. Ich hatte eine schöne Wohnung, direkt an einem Fluss. Die Arbeit machte mir zeitweise sogar Spaß, es ging mir gut. Ich hatte im fremden Gewässer schwimmen gelernt. Doch dann wurden die Wasser unruhig. Denn ich hatte eine Welle geschlagen, eine Medienwelle.

PLÖTZLICH
BEKANNT

Mein Sprung in
fremde Gewässer

Ich habe es eingangs bereits erwähnt: Ich fühle mich meiner Geburtsstadt Neuss sehr verbunden. Ich mag die Neusser Menschen, ihre Art, sich umeinander zu kümmern. Die habe ich schon als kleines Mädchen kennengelernt: Ich erinnere mich noch gut daran, wie wir Kinder bei Gewitter bei einer Nachbarin, einer Deutschen, Zuflucht suchten, weil wir Angst vor Blitz und Donner hatten. Die Nachbarin hat ihre Tür immer weit für uns geöffnet und uns niemals auf der Schwelle stehen lassen. Wir durften bleiben, bis unsere Mutter von der Arbeit heimkam und uns abholte. Bis heute schätze ich diese gastfreundliche Art an meinen Neusser Mitmenschen. Ich fühle mich in Neuss zu Hause.

Ich bin ein Mensch, der zu Dankbarkeit erzogen wurde. Für mich ist Teilen selbstverständlich. Dank meines gut bezahlten Jobs habe ich seit Jahren etwas zu verteilen. Ich spende regelmäßig Geld an Bedürftige. Doch ich wollte mich richtig engagieren. Also suchte ich 2012 den Neusser CDU-Politiker und Bundestagsabgeordneten Hermann Gröhe in seinem Büro in unserer Stadt auf, stellte mich ihm in seiner öffentlichen Bürgersprechstunde als Herzchirurgin vor und berichtete ihm von dem Kunstherzprojekt, an dem ich forschte. Er fragte mich daraufhin, was er für mich tun könne. Ich antwortete ihm, dass ich nicht gekommen sei, damit er etwas für mich tue. Ich fragte den Abgeordneten Gröhe vielmehr, was ich tun könne, um in meinem Beruf als Herzchirurgin meinen Neusser Mitmenschen bestmöglich zu helfen? Wir hatten daraufhin ein kurzes, aber sehr intensives Gespräch, da die Sprechstundenzeit eigentlich schon längst abgelaufen war. Der Politiker war trotz der vielen Bürgergespräche, die er vor mir geführt hatte, sehr aufmerksam und zeigte reges Interesse an meinem Thema. Er versprach mir, sich Gedanken zu machen und sich bei mir zu melden. Und der Mann hielt Wort: Nur eine Woche später schrieb er mir einen persönlichen Brief und verschaffte mir neue Kontakte. Fortan blieben wir locker in Verbindung, zum Beispiel gratulierte ich ihm mit einer kurzen E-Mail zu der neuen Aufgabe, als Hermann Gröhe 2013 Bundesgesundheitsminister in Angela Merkels drittem Kabinett wurde.

Während meiner Zeit in Duisburg besuchte Minister Gröhe einmal unsere Klinik. Ich war damals noch keine Oberärztin, fühlte mich jedoch längst reif für diesen Posten. Das hatte ich auch schon laut geäußert – bislang ohne Erfolg. Es gäbe keine Stelle für mich, hieß es aus der Geschäftsführung der Klinik. Ich werde nie vergessen, wie weit deren Mitglieder ihre Augen aufrissen, als sie mit der Politikerdelegation um den Bundesgesundheitsminister herum auf die Station kamen, auf der ich gerade Dienst hatte, und sich Hermann Gröhe aus dem Pulk der Anzugträger löste, mich bei meinen weiß bekittelten Schultern fasste und herzlich mit »Hallo, Frau Gürsoy!« begrüßte. Der Besuch des Bundespolitikers bei uns stand in allen regionalen Zeitungen. Und eine Woche später gab es plötzlich genau die Stelle in der Klinik, die mir vorschwebte und die ich mir in meinen Augen längst redlich verdient hatte. Ich wurde Oberärztin in Duisburg. Rückblickend kann ich mir gut vorstellen, dass allein der Fakt, dass der Politiker mich kannte, dazu beitrug. Wertete sein Schulterklopfer mich in den Augen der vernetzten Männer auf?

Anfang 2017 traf ich Hermann Gröhe bei einem Fußballspiel der Borussia Mönchengladbach gegen den FC Schalke 04. Dort erlebte ich den Politiker zum ersten Mal privat und sah seinen liebevollen Umgang mit seinen Kindern und seiner Frau Heidi Oldenkott-Gröhe. Ich konnte die Frau und Mutter von vier Kindern, eine Tochter hatte sie dabei, mit meiner Geschichte schnell begeistern. Sie fand meine Arbeit als Herzchirurgin und meine Forschung am Kunstherz sogar so spannend, dass sie es sich nicht nehmen ließ, mich einmal ins Forschungslabor zu begleiten und dort meiner Arbeit zuzusehen. Im Kunstherz-OP standen wir dann an einem heißen Junitag gemeinsam am Tisch. Heidi wollte mit der Nase ganz dicht ran, wie sie mir sagte, und legte sogar hilfreich mit Hand an: Der Tupfer kam von ihr! Später sagte sie mir, dass sie beeindruckt gewesen sei, mit welcher wahnsinnigen Selbstsicherheit ich beim Operieren zu Werke ging. Sie war überrascht, dass ich, ohne auch nur einen Moment zwischendrin zu zögern, operierte. Erstaunt war sie offensichtlich darüber, dass ich das Herz unseres Patienten, ein Versuchsschaf, nicht im Ganzen herausschnitt, sondern mich scheibchenweise vorarbeitete, um ja auch die vier Andockstellen für das Kunstherz stehen zu lassen. Erleichtert sahen wir alle nach der gelungenen OP zu, wie das implantierte Kunstherz schlug und schlug. »Dilek«, sagte Heidi wenig später zu mir, als wir aus unserer Schutzkleidung stiegen, »ich fand es toll, zu sehen, welchen Respekt du mit jedem Handgriff dem Lebewesen auf deinem Tisch gezollt hast. Hätte ich mal was mit dem Herzen, von dir würde ich mich operieren lassen.« Das Lob hat mich damals sehr berührt.

Heidi Oldenkott-Gröhe war mir sehr schnell eine gute Freundin geworden. Wir hatten uns auf Anhieb sympathisch gefunden. Im Bundestagswahljahr 2017 hatte Heidi im Rahmen des Wahlkampfes für ihren Mann einen sogenannten Gesundheitsmarkt in der Neusser Innenstadt organisiert. Dazu lud sie auch mich und die Ingenieure ein, die sie inzwischen ja auch kannte, um unser Kunstherzprojekt vorzustellen, den Organmangel zu thematisieren und für Organspende zu werben. Wir waren einer unter vielen medizinischen Ständen. Zu den zahlreichen Besuchern des Marktes gehörten auch die eine oder andere lokale Größe mit Einfluss in der Stadt und darüber hinaus. Auch prominente Gesichter machte ich an diesem Sommertag aus. Es bereitete mir großen Spaß, den Menschen von meiner Kunstherzmission zu erzählen. Und weil ich selbst auch einen Organspenderausweis habe, fiel es mir leicht, andere davon zu überzeugen, selbst einen auszufüllen. Zwischendrin stellte mich Heidi einem Lokaljournalisten der *Neuss-Grevenbroicher Zeitung* vor. Der hörte sich eine Kurzfassung meiner Geschichte an und wollte mehr darüber wissen. Ich sagte ihm ein Interview zu. Und schlug damit, ohne es zu ahnen, die oben erwähnte Welle.

Ludger Baten, so heißt der Journalist, traf mich damals im Neusser Café Küppers zum Interview. Wir führten ein sehr angenehmes, angeregtes Gespräch. Ich fühlte mich in der Gegenwart des erfahrenen Journalisten wohl und redete und redete. Baten hörte mir aufmerksam zu und schrieb mit. Der erste Artikel über mich erschien am selben Tag in der *Rheinischen Post*, an dem ich die deutsche Bundeskanzlerin Angela Merkel treffen sollte. Davon wussten weder ich noch der Journalist bei unserem Interview. Die Begegnung mit der mächtigsten Frau im Land hatten Heidi und ihr Mann für mich arrangiert. Die Kanzlerin sollte zu einer Wahlveranstaltung nach Neuss kommen und wollte, wie es am Rande solcher Veranstaltungen offensichtlich üblich ist, auch den einen oder anderen Neusser und seine außergewöhnliche Geschichte kennenlernen – darunter mich. Oh, mein Gott! Ich bewundere Angela Merkel aus der Ferne sehr für das, was sie tagtäglich leistet und wie sie sich als Frau dabei erfolgreich im Becken der zumeist männlichen Polithaie schlägt. Ich zolle dieser Frau meinen höchsten Respekt. Und jetzt sollte ich sie persönlich treffen!

Ich weiß noch genau, wie Heidi, die sich in diesem Wahlkampf sehr engagierte, mich auf der Arbeit in der Klinik anrief und dringend um meinen Rückruf bat, da ich noch im OP zugange war. Als ich sie wenig später neugierig zurückrief, sagte sie mir, dass die Kanzlerin in der nächsten Woche nach Neuss kommen und ich sie am Rande der Wahlveranstaltung treffen würde. Heidi formulierte das nicht als Frage, sondern als Aussage. Ich bekäme ein paar Minuten mit Angela Merkel, um ihr von meiner Kunstherzforschung zu berichten, erklärte sie mir in ihrer bestimmten Art. Die Kanzlerin wollte mich kennenlernen. Ich wurde während des Telefonats mit Heidi ganz aufgeregt. Nun, da waren wir schon zwei mit flatternden Herzen: Ich an diesem Ende der Leitung, Heidi am anderen, wie sie mir dann doch gestand. Innerlich ratterten bei mir schon die Räder: Ich bräuchte einen Tag frei. Würde ich den kriegen? Mein Chef war gerade im Urlaub. Wir fuhren mit knapper Besetzung auf unserer Station. Ich musste den leitenden Oberarzt danach fragen. Und ich wollte Frau Merkel auch ein Kunstherz zeigen. Ich musste also auch das Modell besorgen. Minuten nachdem ich das Telefonat mit Heidi beendet hatte, hatte ich schon die Jungs der Kunstherzfirma am Telefon, um sie um ein Vorführmodell zu bitten, das auch schnell eintraf. Ich bekam einen halben Tag frei.

Und so stand ich an dem Tag, dem 21. September 2017, an dem ich abends unsere Bundeskanzlerin treffen sollte, erst einmal bis zwölf Uhr mittags im OP. Dann machte ich mich auf den Weg nach Neuss. Dabei plagten mich schon einige Ängste: Würde die Bahn pünktlich sein? Immerhin hatte ich gut zweieinhalb Stunden Fahrt vor mir. Wie würde ich das Gespräch mit der Staatschefin meistern? Es waren aufregende Stunden, die ich da durchlebte.

Ungeduscht, verschwitzt, mit verwuschelten Haaren und mehr als gespannt kam ich in meinem dunkelblauen Anzug und einem weißen Shirt darunter gerade noch rechtzeitig im damaligen Swissôtel in Neuss an, dem heutigen Crown Plaza, wo ich brav in einer Reihe mit außergewöhnlichen Neussern stand, über deren Außergewöhnlichkeit ich jedoch nichts Näheres wusste. Wir warteten auf unseren Moment mit der Kanzlerin. Hätte ich das mit dem Schlangestehen vorher gewusst, hätte ich mir etwas mehr Zeit gelassen und mich zurechtgemacht. Hätte, hätte ... Das ganze Drumherum um die Bundeskanzlerin hatte für mich etwas von einer Audienz. Ich fühlte mich sehr geehrt, fragte mich zugleich aber auch, wie ich die Kanzlerin ansprechen sollte: Frau Merkel? Frau Dr. Merkel? Frau Bundeskanzlerin? Ich wollte es richtig machen und fragte zur Sicherheit einen unserer Betreuer aus dem Team der Kanzlerin nach der richtigen Ansprache.

Dann war es endlich so weit. Ich, Dilek Gürsoy aus Neuss, stand Angela Merkel aus Berlin gegenüber. Hinter ihr waren Kameras und Scheinwerfer. Deren Licht blendete mich ziemlich. Ich kniff die Augen zu, riss sie aber gleich wieder auf, denn ich wollte keinen Augenblick mit der Kanzlerin verpassen. Sie trug einen hochgeschlossenen königsblauen Blazer ohne Kragen und darüber eine zweifarbige Perlenkette, in der auf eine große Perle immer vier kleinere folgten. Mein Gott, worauf ich in diesem Moment offensichtlich geachtet habe! Ich begrüßte die Kanzlerin mit dem eben noch erfragten »Guten Tag, Frau Bundeskanzlerin!«, und stellte mich kurz vor. Ich erzählte ihr von meiner Kunstherzforschung. Frau Merkel folgte meinen Ausführungen sehr aufmerksam. Als Physikerin verstand sie offensichtlich sofort, wie das Kunstherz, das derzeit einzig verfügbare voll implantierbare System, funktioniert und welche Nachteile es gegenüber dem neuen Modell hat, an dem ich forsche. »Pneumatisch?«, fragte sie zwischendurch interessiert nach. Dann fragte sie mich, wo ich derzeit arbeite. Nachdem ich ihr die Klinik genannt hatte, erklärte ich der Kanzlerin aber auch, dass ich am liebsten in Neuss arbeiten würde, dass es hier jedoch keine Herzchirurgieklinik gäbe. Aber wer weiß ...? Zum Schluss wünschte Angela Merkel mir noch viel Glück für meine weitere Arbeit, und dann verabschiedete sie sich. Die Scheinwerfer schwenkten ab, und die Bundeskanzlerin machte sich auf den Weg in den Saal, wo sie gleich auftreten würde. Ich war sozusagen die letzte Station vor der eigentlichen Wahlveranstaltung gewesen, stand mit meinem Kunstherzmodell direkt vor der Eingangstür des Saals. Ich blieb zurück, stand da, als hätte man mir den Stecker gezogen. Ich hörte das Blut in meinen Ohren rauschen und atmete mehrere Male tief durch. Meine vier Minuten mit der deutschen Kanzlerin waren um, und ich fühlte mich wie nach vier Stunden im OP. Ich empfand in diesem Augenblick ungeheuren Stolz: Ich hatte meine Chance, mir für mein buchstäbliches Herzensprojekt Gehör bei der Kanzlerin zu verschaffen, genutzt. Und Angela Merkel dabei sehr menschlich und nahbar erlebt. Ich hatte mich ihr in unserem Gespräch absolut ebenbürtig gefühlt.

Derart im Augenblick schwelgend suchte ich schnell meinen Platz in der zweiten Reihe des Saals auf. Schräg vor mir saß Heidi, die ich beim Hinsetzen nur kurz drücken konnte, dann legte Frau Merkel auch schon los. Erst nach dem offiziellen Teil nahmen Heidi Oldenkott-Gröhe und ich uns richtig in den Arm. Wir freuten uns gemeinsam über das einmalige Erlebnis, das ich gerade hatte. Ich dankte Heidi von Herzen für ihre Unterstützung meiner Kunstherzmission. Heidi ist ohne Frage die Frau, der ich verdanke, dass ich mit meiner Geschichte überhaupt bekannt geworden bin. Heidi gestand mir, dass sie wegen meines Treffens mit der Kanzlerin ziemlich aufgeregt gewesen war. Wegen des Protokolls und der Sicherheit der Kanzlerin hatte sie nicht mehr aus dem Saal rauskommen können und so drinnen ungeduldig auf mich gewartet.

Der Artikel von Ludger Baten schlug Wellen. Die Medienberichte zum Besuch der Kanzlerin in Neuss verstärkten diese noch. Ich bekam Anfragen von vielen Seiten und begann eine Reise durch die Medien, zunächst die deutschsprachigen in Deutschland, in Österreich und in der Schweiz, doch schon bald auch durch die türkischen. Zugleich traf ich namhafte Politiker, was seinerseits neue Medienberichte nach sich zog. Schon im Oktober hatte ich dank Natascha Hoffner meinen ersten Auftritt als Impulsrednerin auf der herCAREER in München. Im November traf ich in Neuss den Ministerpräsidenten Nordrhein-Westfalens, Armin Laschet (CDU), um ihm mein Kunstherzprojekt vorzustellen. Das direkt im Anschluss an meinen Auftritt auf der herCAREER verabredete Interview mit dem Magazin *myself* erschien im Frühjahr 2018. Danach nahm meine Medienreise an Fahrt auf.

– • –

Das Treffen mit Angela Merkel, die Messeauftritte, die ersten Medienberichte in der *Rheinischen Post* und in Frauenmagazinen – all das bekamen die Kollegen in meiner Klinik natürlich auch mit. Ich spürte, dass sie auch ein wenig stolz auf mich waren. Der Chefarzt, der ja im Urlaub gewesen war, bemerkte nach seiner Rückkehr anerkennend: »Sie waren bei Frau Merkel – gut!« Es herrschte ein wohlwollendes Klima, ich spürte, man war stolz auf die Frau im Team. Nach einigen Monaten hatte ein Journalist sich an unser Sekretariat gewandt, weil er mich gern interviewen wollte. Die Kontaktdaten des Mannes erhielt ich erst auf Nachfrage. Der Journalist war von der *Frankfurter Allgemeinen Zeitung*.

Ich gab ihm ein Interview. Es erschien am ersten April in der *Frankfurter Allgemeinen Sonntagszeitung* (FAS). Für alle die, die es nicht wissen: Das ist eine der Zeitungen, die bei vielen Chirurgen zur wöchentlichen Lektüre gehört. Wer es in das Blatt geschafft hatte, der hatte es wirklich geschafft. Und an diesem ersten Sonntag im April stand ich darin. Das machte mich stolz. Doch zugleich ging ich auch mit einem etwas mulmigen Gefühl in die Dienstbesprechung am Montagmorgen. Wie würde das Team den Artikel aufnehmen?

Ich hatte mich gegenüber der Presse und auch in meinem ersten Live-Auftritt im WDR-Fernsehen mehrfach und stets voll des Lobs über meinen aktuellen Job, die Klinik und die Kollegen geäußert. Ich fand deren Leistung wirklich sehr gut und hatte das genau so den Medien gesagt. In der Besprechung erwähnte der Abteilungsleiter das Interview nicht – Gott sei Dank! Erst als er die Besprechung beendet hatte, fragte er wie beiläufig in die Runde der sich bereits von den Sitzen erhebenden Kollegen, sodass das Gerücke und Geschiebe der Stühle ihn fast übertönte, ob sie den Artikel über mich gelesen hätten. Dann wandte er sich in dem Gewusel halb zu mir und beglückwünschte mich dazu, ohne mich dabei wirklich anzuschauen. Ich spürte, dass sich das Klima im Raum verändert hatte.

Ich war quasi über Nacht zur bekanntesten Chirurgin im Haus geworden. Das stärkte mein Ego, und selbstverständlich genoss ich die Aufmerksamkeit, die mir von außen entgegengebracht wurde. Ich freute mich auch, wenn mich meine Patienten oder die Schwestern und Pfleger auf der Station wegen Zeitungsartikeln über mich ansprachen. Ihre Anerkennung gab mir Kraft. Und die brauchte ich auch.

Denn nach dem Erscheinen des *FAS*-Artikels war meine Situation im Job anders. Nach meinen im Spätsommer folgenden Radio- und TV-Auftritten, unter anderem in den Talkshows von Markus Lanz im ZDF am 30. August und Bettina Böttinger im WDR am 21. September 2018 stand meine Medienpräsenz wie der sprichwörtliche Elefant mit im OP-Saal.

Das fühlte sich ziemlich merkwürdig an: Ich bemerkte im OP viele mich musternde, teils auch neugierige Blicke der Kollegen über den Mundschutz hinweg und ich rechnete damit, dass sie mir die eine oder andere Frage stellten. Doch nichts kam. Sie taten, als wäre es nicht ich, die da von sich reden machte, weil sie als erste Frau in Europa ein komplettes Kunstherz implantiert hatte. Ich meine, zwischen der Operation 2012 und heute lagen immerhin schon fünf Jahre! Wäre es mir um den Ruhm und den Medienrummel gegangen, hätte ich doch schon 2012 losgetrommelt!

Für meine Medientermine beantragte ich stets Urlaubstage. Doch schon bald musste ich erleben, dass man mir den gewünschten Urlaub nicht so einfach gewährte, worüber ich mich schon wunderte. Weil zu wenig Assistenten

im Haus waren, wurden mir auf einmal vermehrt Stations-
dienste zugeteilt. Mit der Dienstjüngsten im Haus konnte
man das ja machen. Operieren durften die langjährigen Mitarbeiter.

Mir wurde klar, dass ich so nicht arbeiten wollte. Um
meiner selbst willen musste ich Konsequenzen ziehen und gehen. Die zwei Jahre, die ich der Stelle eingeräumt hatte, waren
eh vorüber. Ich hatte nichts zu verlieren. Als gute Ärztin, die
ich bin, finde ich in Deutschland immer einen Job. Und wenn
ich in keinem OP-Saal in einem Krankenhaus unterkomme,
dann könnte ich mich noch immer mit einer eigenen Praxis
niederlassen. Oder ich könnte in die Lehre gehen und jungen
Ärzten ihr Handwerk beibringen. Mit diesem Wissen kündigte ich im Juli meine Wohnung und schuf damit Tatsachen.
Dann bat ich meinen Vorgesetzten um einen Aufhebungsvertrag. Ich suchte ihn Mitte September in seinem Dienstzimmer auf und bat ihn, das Haus Anfang Oktober verlassen zu
können. Er sagte: »Von mir aus ...« Es wirkte, als sei das
Ganze eine einfache Sache ohne Belang. Ich hatte den Eindruck, als hätte er mit meiner Reaktion schon gerechnet. Ich
fühlte mich, als hätte ich ihn mit meinem Schritt davor be-
wahrt, sich von mir trennen zu müssen. Ich hatte nach den
anfänglichen Schwierigkeiten längst einen sehr guten Stand
im Haus, wurde geschätzt und respektiert. Ich kam mit den
Patienten und allen Kollegen prima zurecht, und die meisten
waren auf meine Leistungen stolz und freuten sich, dass ich
die Klinik weit über die Region hinaus etwas bekannter gemacht hatte. Aber in diesem Moment schien das alles ohne
Bedeutung. Ich war gebeten worden, mich zu setzen, doch das
lehnte ich kopfschüttelnd ab. Ich stand vor dem Schreibtisch
meines Vorgesetzten und fühlte, wie sich meine Wirbelsäule

aufrichtete und ich wuchs. Ich wurde die, die ich eigentlich bin: selbstbewusst, beharrlich und direkt. Meine Patienten wusste ich bei meinen Kollegen in guten Händen, ich konnte gehen. Unter seiner Leitung sah ich keine Entfaltungsmöglichkeiten für mich. Ich forderte deshalb nachdrücklich meinen Aufhebungsvertrag und bekam ihn auch. Zwar erst zum Ende des von mir gewünschten Oktobers – doch was soll's? Ich verließ den Raum hocherhobenen Hauptes, obwohl ich noch nicht wusste, wohin mich mein Weg führen würde.

Dass ich noch keinen neuen Job in Aussicht hatte, beunruhigte mich zu dieser Zeit wirklich nicht. Ich hatte genug von Machtspielchen im Haifischbecken. Ich würde keinesfalls zum Hai werden, nur um mitspielen zu können.

Vernetzt

Am Tag nach meinem Auftritt auf der herCAREER brachte ich meine Social-Media-Accounts auf Vordermann und nahm Kontakt zu den Frauen auf, die sich das am Vorabend von mir gewünscht hatten. Ich verknüpfte mich mit den Frauen auf LinkedIn, Xing, Facebook und anderswo. Ich rief einige der Frauen an, und mit der einen und anderen traf ich mich sogar persönlich. Ich lernte Frauen kennen, die es bis an die Spitze von Unternehmen und Organisationen gebracht hatten, die Verantwortung trugen und Macht und Einfluss hatten. Und wir hatten uns jede Menge zu erzählen. Das machte mir große Freude und fühlte sich richtig gut an.

Nach und nach baute ich mir so ein Netzwerk auf, auf das ich mich heute absolut verlassen kann. Wobei mich am meisten erstaunte, dass ich mich nur in ein bereits bestehendes Frauennetzwerk einwob, das bereits ganz Deutschland überspannte. In meiner bisherigen beruflichen Laufbahn war mir das noch nicht untergekommen. Ich kannte bislang nur aus der Männerwelt, dass Männer solche Netzwerkverbindungen hegten und pflegten. Ich selbst hatte ja von den Männernetzwerken auch schon profitiert, zum Beispiel dem meines Mentors. Und ich hatte bislang geglaubt, dass ich mein Ziel, Chefärztin zu werden, nur mithilfe meines Mentors und dessen Netzwerk schaffen würde. Doch so wie ich dort erlebt hatte, dass ein Mann dem anderen hilft, taten es offensichtlich auch die Frauen. Mir taten sich plötzlich Möglichkeiten auf, von denen ich bislang nichts geahnt hatte. Es war wie eine neue Welt, die ich nun endlich betrat. Und ich staunte, dass ich mir den Zutritt allein mit meiner

Leistung verschafft hatte, ohne dass ein Mann etwas dazu beigesteuert hatte.

Aus den neuen Kontakten und Gesprächen ergab sich für mich aber auch ganz ordentlich etwas zu tun: Ich führte Interviews mit Tages- und Wochenzeitungen, Frauenzeitschriften und Fachblättern. Ich saß vor Radiomikrofonen, sodass auch meine Mutter mich daheim hören konnte. Ich machte Fotoshootings und wurde gefilmt. In der Maske im Studio versuchten sie mit allen erdenklichen Stylistentricks, meine Wuschelhaare zu bändigen, was ihnen nie gelang und ich ihnen vorher schon gesagt hatte – aber: So weit ich konnte, blieb ich auch vor der Kamera, die, die ich bin: Dilek aus Neuss mit ihren wuscheligen Haaren. Die Fotoshootings im OP mochte ich immer am meisten, da hatte ich meine Chirurgenkleidung an, und meine Haare steckten unter der Haube.

Selbstverständlich war ich in der mir ungewohnten Umgebung angespannt. Ich meine, jeder konnte mich jetzt im Fernsehen sehen! Markus Lanz, Bettina Böttinger – bei denen sitzt, wer in Deutschland Rang und Namen hat. Und jetzt saß ich den TV-Moderatoren persönlich gegenüber und erzählte ihnen und dem ganzen Land von meiner Kunstherzmission. Neben mir saßen bei Markus Lanz der Politiker Wolfgang Kubicki von der FDP, der Soziologe Matthias Quent, der Schauspieler Tetje Mierendorf und der Journalist Hajo Schumacher. Nur nebenbei: Ich war damit wieder einmal die einzige Frau in einer Männerrunde. In den gut zehn Minuten, die ich für meine Kunstherzmission in der Livesendung bekam, sprach ich über das heutige Kunstherz und was sein Einsatz für die Patienten bedeutet. Dann ging es noch um meinen Werdegang vom Kind türkischer Gastarbeiter zur Herzchirurgin und die Rolle meiner Fürsprecher, den Bispings. Mein

Part in der Sendung war extrem schnell vorbei. Dennoch war ich danach erschöpfter als nach der mehrstündigen Bypass-OP, die ich noch vor der Sendung durchgeführt hatte. Wieder einmal war nur wenig Zeit, sodass ich mich in der Klinik nur noch hatte umziehen und die Haare hatte zurechtzupfen können. Dann rannte ich zur Bahn nach Hamburg und aus dieser ins Auto, das mich zum Sender fuhr, um dort ziemlich abgehetzt anzukommen. Umso herzlicher empfand ich den Empfang beim ZDF. Wir Talkgäste des Abends wurden in einen schönen Raum gebracht und nett bewirtet. Jedem von uns stellte man einen Referenten an die Seite, der sich an diesem Abend um einen kümmerte. Mein Referent war ein freundlicher, junger Mann, der sich kompetent und zuvorkommend um mich bemühte. Er zeigte mir, dass er große Stücke auf mich hielt – ganz sicher hatte er eine starke Mutter zu Hause, von der er gelernt hatte, wozu Frauen imstande sind. Noch vor der Livesendung, ich unterhielt mich gerade angeregt mit Herrn Kubicki über das Kunstherz, hörte ich plötzlich Markus Lanz' Stimme fragen: »Wo ist sie denn? Wo ist sie?« Mir war klar, er konnte nur mich meinen. Markus Lanz begrüßte mich herzlich, fragte mich ein wenig aus und nahm mir mit diesem Warm-up den Großteil meiner Aufregung vor dem Live-Auftritt.

Nach der Sendung fragte ich meinen jungen Referenten, ob ich mich noch von Markus Lanz verabschieden könnte. Der überlegte nicht lange, sondern organisierte mir ein paar Minuten in der Garderobe des Moderators. Der saß dort mit Herrn Kubicki zusammen, und ich fragte die Männer, warum sie denn dort – ohne mich – zusammensäßen? Die beiden lachten, und Markus Lanz bedankte sich noch einmal für meinen Auftritt und sagte mir zum Abschied, dass es ihm leidgetan hätte, dass wegen der Diskussion zu den aktuellen Ereignissen in Chemnitz nur wenig Zeit für mich geblieben sei. In der sächsischen Stadt war es Ende August und Anfang September zu gewalttätigen Ausschreitungen gekommen, nachdem nach einer Auseinandersetzung am Rande des Stadtfestes ein Mann getötet und zwei weitere schwer verletzt worden waren. Ich verzieh Lanz selbstverständlich, und er gab mir schon wie in der Sendung selbst eine Wildcard mit, um jederzeit noch einmal bei ihm aufzutreten. Ich bedankte mich und versprach wiederzukommen, wir machten noch ein gemeinsames Foto, und ich ging.

Noch viel herzlicher begrüßte mich die TV-Moderatorin Bettina Böttinger, als ich bei ihr im Studio ankam und wir Talkshow-Gäste des WDR, neben mir unter anderem auch der Comedian Mario Barth und die Schauspielerin Jenny Elvers, einzeln zum Warm-up in die Garderobe von ihr geladen wurden. Dort gestand ich ihr in meiner roten, schimmernden Seidenbluse und blauen Jeans, dass ich sie lieben würde und sie mein Idol sei, seit ich sie als Jugendliche im Fernsehen gesehen hatte. Frau Böttinger ging souverän mit meiner Liebeserklärung um, und wir hatten ein anregendes und sehr persönliches Gespräch auf Augenhöhe. In der Livesendung *Kölner Treff* sagte ich zum ersten Mal laut in der Öffentlichkeit, dass ich Chefärztin werden wollte. Der Abend ist mir auch deshalb unvergessen, weil mich der Auftritt des damals 84-jährigen Alfred Biolek sehr beeindruckt hatte. Ich war mehr als überrascht, als ich eine Woche nach meinem Auftritt in ihrer Sendung einen sehr berührenden Brief von Bettina Böttinger bekam, in dem sie mir sehr persönlich ihren Respekt für meine Leistung zollte und mir jederzeit Unterstützung versprach.

Ich wurde und werde inzwischen von vielen Seiten zu Vorträgen eingeladen, bei denen ich unter anderem vor Studenten, Leuten aus der Wirtschaft, zum Beispiel Immobilien-Experten oder IT-Fachleuten, nicht mehr nur über mich und meine Arbeit spreche, sondern zum Beispiel auch über den Einzug der Digitalität in der Medizin oder die Notwendigkeit einer Gendermedizin in der Herzchirurgie. Ich betreibe dabei Aufklärungsarbeit. Und die erachte ich aus den bereits geschilderten Gründen für immens wichtig. Die Veranstaltungen machen mir großen Spaß, und ich kann mir wider Erwarten durchaus vorstellen, so etwas regelmäßig zu machen und mir damit neben meiner Chirurgie ein weiteres Standbein zu schaffen. Das gäbe mir die Gelegenheit, alteingefahrene Strukturen in der Medizin, insbesondere in meinem Bereich der Herz- und Kunstherzchirurgie, aufzuzeigen und bestenfalls dazu beizutragen, diese aufzubrechen.

Ich denke da in erster Linie an die strenge Hierarchie, die von den männlichen Medizinern der obersten Riege mit aller Kraft aufrechterhalten wird. Deshalb rate ich insbesondere den jungen Medizinerinnen: Fragt nach allem, was ihr wissen wollt! Ihr habt ein Recht darauf, alles zu erfahren. Nehmt euch das Recht, fordert es ein: selbstbewusst und beharrlich. Wenn Studentinnen zu mir in den OP kommen, haben sie diese Möglichkeit noch nicht verinnerlicht. Sie glauben nicht, dass sie im OP den Mund aufmachen und mich, die operierende Oberärztin oder leitende Oberärztin, unter der OP ansprechen dürfen. Ich will diese Anspruchshaltung in den Studenten, insbesondere in den Studentinnen, wecken und sie aufmuntern, einzufordern, was sie zu Recht erwarten dürfen. Erst wenn ein solcher Austausch auf Augenhöhe selbstverständlich wird, sowohl für die Studenten als auch für die erfahrenen Chirurgen, ändern wir die Hierarchie der Weißkittel und arbeiten wirklich Hand in Hand zusammen. Ich möchte zudem vermitteln, dass wir alle Fehler machen können und dass Fehler zum Leben dazugehören. Sie bieten uns die Chance, zu lernen und den Fehler nicht zu wiederholen. Ich selbst bin jemand, der seine Arbeit gern mit anderen teilt. Ich muss nicht alles allein machen und will Ruhm und Ehre dafür nicht allein einheimsen. Das bringt mich im OP und außerhalb dessen mit mir selbst immer wieder ins Reine. Es erdet mich. Und andere rechtzeitig dazu zu befähigen, auf Augenhöhe mit mir zu arbeiten, erspart auch Stress, wenn es zu heiklen Situationen kommt. Gut ausgebildet sind die jungen Mediziner viel eher bereit, sich schwierigen Situationen zu stellen und sie mit Bravour zu meistern. Am Ende haben alle gewonnen, allen voran unsere Patienten.

Das Feedback, das mir mein Netzwerk bis heute einbringt, bestärkt mich darin, meinen Weg weiterzugehen. Ich erfahre immer wieder von Menschen aus Politik, Wirtschaft und sogar aus meiner eigenen Branche, der Medizin, Zuspruch für meine Kunstherzmission. Aus den vielfältigen Begegnungen mit den neuen Menschen ergeben sich aber auch immer wieder konkrete Schritte für mich, die mich voranbringen. Und deshalb lege ich es allen Frauen ans Herz, sich beruflich zu vernetzen. Ich empfehle allen Frauen, rauszugehen, den Schritt aus dem eigenen Wirkungskreis zu wagen und sich anzuschauen, was andere Frauen außerhalb dessen bewerkstelligen. Aus eigener Erfahrung weiß ich, dass zum Beispiel Mediziner gern unter sich bleiben. Vom Hörensagen kenne ich andere Berufszweige, in denen das ähnlich ist. Ändert das! Ich wünschte, junge Ärztinnen kämen zu Karrieremessen wie die herCAREER. Ich bin seit meinem Auftritt dort jedes Jahr wieder hingegangen. Und inzwischen stehe ich als *table captain* dort und helfe einander bislang unbekannten Frauen dabei, sich zu vernetzen.

Das Einander-Unterstützen bringt neben der unmittelbaren Hilfe auch viel Spaß! Probiert es unbedingt aus! Frauen, die es bislang schon weit gebracht haben, rate ich zudem, den weiblichen Nachwuchs nicht zu vergessen und ihr Wissen, inhaltliches wie strategisches, weiterzugeben. Mich hat zum Beispiel nach der herCAREER die Initiatorin der »Initiative Women into Leadership«, Sabine Hansen, gefragt, ob ich mich bei ihr engagieren wollen würde: als Mentorin in einem Cross-Mentoring-Programm, das Frauen auf der Top-Ebene, die an die Spitze wollen, den Austausch mit Frauen verschaffen wolle, die dort schon sind. Ich sagte zu und wurde sogar Gründungsmitglied der Initiative. Das war wieder so ein Moment: Ich hatte keine Ahnung, was mich auf dem angesetzten Treffen erwarten würde. Also stieg ich in eine einfache schwarze Jeans und einen unauffälligen schwarzen Pulli. So schlicht angezogen saß ich dann in einer Etepete-Location in Düsseldorf zwischen Frauen der High Society aus Düsseldorf und Umgebung, die ziemlich edel und extravagant gekleidet waren. Ich kam mir vor wie eine unbeholfene Schwarzbärin unter eleganten Raubkatzen, die mir allerdings keineswegs die Zähne zeigten, sondern mich herzlich als eine der ihren, ja, vielmehr noch als ein Vorbild empfingen. In einer Art Speeddating kam ich noch am selben Tag zu meiner ersten Mentee. Ohne eine Vorstellung davon zu haben, was diese von mir als ihrer Mentorin erwartete. Schnell merkte ich, dass die Mentees Frauen waren, die es selbst schon fast nach oben geschafft hatten und denen jetzt nur noch der letzte Schritt an die Spitze fehlte. Wir Mentoren sollten ihnen das nötige mentale Rüstzeug dafür und auch zweckdienliche Connections vermitteln. Mittlerweile hatte ich schon mehrere Mentees, und der Job macht mir große Freude. Ich gebe zum Beispiel Tipps, wie frau sich in einer Besprechung mit Männern behauptet und durchsetzt. Darin habe ich ja beste Erfahrungen gesammelt.

An dieser Stelle etwas ganz Wichtiges für alle Frauen: Legt euch ein gesundes Selbstbewusstsein zu, ohne dabei arrogant zu werden. Das braucht ihr in jedem Job. Insbesondere in Gehaltsverhandlungen ist es von Bedeutung: Denn ihr solltet euch nicht unter Wert verkaufen. Das gebieten schon der Respekt und die Wertschätzung, die ihr euch, eurem Können und eurer Arbeit zollen solltet. Und ganz wichtig: Verfallt beim Verhandeln von Posten und Gehältern nicht in die typisch weibliche Dankbarkeitsfalle! Seid euch bewusst, dass euer Arbeit- und damit Geldgeber vielmehr dankbar sein sollte, mit euch zu arbeiten.

– • –

Nachdem ich Ende Oktober meinen Job in der Klinik hinter mir gelassen hatte, machte ich erst mal eine Pause. Die hatte ich mir wohlverdient, immerhin hatte ich den Job dort angetreten, ohne meinen davor geplanten Urlaub zu machen. Ich wollte mir meine nächste Stelle in Ruhe suchen und sie zu meinen Konditionen besetzen. Ich war inzwischen bekannt, und verschiedene öffentlichkeitswirksame Termine waren weit über den Jahreswechsel hinweg bereits geplant.

Zugleich gaben mir viele Kollegen in meinem Umfeld den Rat, dem OP-Tisch bloß nicht allzu lange fernzubleiben. »Operieren, du musst operieren!«, hieß es von vielen Seiten.

Dann hörte ich über eine Freundin von einer Stelle in der Nähe von Neuss, etwa eine Stunde Autofahrt entfernt. Das klang in meinen Ohren erst mal gut, so könnte ich in meiner Wohnung wohnen bleiben und täglich zur Arbeit pendeln. Auch die Information, dass der Abteilungsleiter dort vergleichsweise jung war, machte mir Hoffnung. Ich versprach mir von dem Mann in meinem Alter Verständnis für meine Kunstherzmission und die Öffentlichkeitsarbeit, die ich dafür betrieb.

Ich traf während des Bewerbungsgesprächs dann auch auf offene Ohren, der junge Abteilungsleiter sagte mir seine vollste Unterstützung für mein Vorhaben zu. Er erklärte, keine Probleme mit meiner Bekanntheit sowie Medienpräsenz zu haben, und bot unter anderem von sich aus an, dass ich für meine – ja durchaus auch für die Klinik werbenden – Medienauftritte Zeit bekommen würde. Ich fühlte mich verstanden. Ich wollte die Stelle antreten.

Ich übernahm mit Freude die Bereichsleitung der Kunstherzabteilung in dem Krankenhaus. Zunächst kam ich in einem Hotel unter und wollte mich von dort aus in Ruhe nach einer dauerhaften Bleibe umsehen. In der Klinik räumte man mir zuerst das Ambulanzzimmer ein. Darin fühlte ich mich nicht besonders wohl. Auf seine Nachfrage, ob ich gut angekommen wäre, sagte ich dem Vorgesetzten dann auch ehrlich, dass mir der Raum überhaupt nicht gefalle, und ich bekam direkt einen anderen. Ich durfte sofort mit meiner Arbeit loslegen. Schon am ersten Tag wurde mir ein Patient vorgestellt, bei dem infolge seiner Vorbehandlung Komplikationen auftraten. Ich habe ihm später ein linksherzunterstützendes System implantiert. Gleichwohl wir alle dem Patienten, auch ich, eine eher schlechte Prognose zuschrieben, konnte er nach unserer Behandlung nach Hause entlassen werden. Meine

Arbeit brachte mir schnell Respekt ein, sowohl vonseiten der Kollegen als auch seitens der Pflege und der Patienten. Ich erinnere mich noch gut daran, dass ich nach der OP von einer jungen Kollegin, einer angehenden Anästhesie-Ärztin, auf dem Klinikflur angehalten wurde, die mir sagte: »Dem Patienten geht es sehr gut – Sie sind ja wirklich eine Künstlerin!« Damit spielte sie offensichtlich auf das Interview an, das ich der FAZ gegeben hatte und in dem ich als »Künstlerin am Herzen« betitelt worden war. Mich freute ihr Lob natürlich, gleichwohl mir schon auffiel, dass es wieder einmal eine Frau war, die es als Erste laut aussprach.

Schnell wurde mir die Aufgabe anvertraut, Patienten fürs Haus anzuwerben, was ich gern machte, kannte ich doch die Kliniken rundum alle und hatte einen guten Draht zu den Kollegen dort. Ich holte uns Patienten ins Haus und sorgte gemeinsam mit meinen Kollegen auch dafür, dass der Betrieb gut und sogar besser lief. Zum Teil konnte ich sogar Patienten zur Wiederkehr veranlassen, die der Klinik zwischenzeitlich, aus welchen Gründen auch immer, den Rücken gekehrt hatten.

Dann flatterte mir eine Einladung zur Galaveranstaltung »VICTRESS Awards« ins Haus, ich war von einer Frau aus meinem Netzwerk als eine der Preisträgerinnen nominiert worden. Hinter dem Preis steht die VICTRESS Initiative e. V., die es sich zum Ziel gesetzt hat, den Anteil von Unternehmerinnen und Frauen in Führungspositionen zu erhöhen, um den Standort Deutschland zukunftsfähig zu machen. Den Galatermin hatte ich meinem neuen Vorgesetzten bereits beim Bewerbungsgespräch genannt, und er war von ihm genehmigt worden. Als der Gala-Abend näher rückte, bekam ich jedoch nicht ohne Weiteres einen freien Tag. Ich rief meinen

Abteilungsleiter deshalb an und pochte auf seine Zusage, die er mir im März persönlich gegeben hatte.

Zur Gala in Berlin fuhr ich gemeinsam mit meinem Bruder Fikri. Auf der Einladung hatte man um festliche Abendgarderobe gebeten und mir damit für einen Moment Schnappatmung beschert. Als ich mich in einem einschlägigen Geschäft auf der Düsseldorfer Modemeile umschaute, ließ ich alle Abendkleider hängen und entschied mich für eine elegante schwarze Hose und ein schwarzes Oberteil, das bei jeder Bewegung glitzerte und funkelte. In meinen Augen war das festlich genug. Auch Fikri kauften wir einen neuen Anzug. Doch ich hatte ganz und gar nicht mit dem Showcharakter der Abendveranstaltung gerechnet. Wie auch, es war mein erstes Roter-Teppich-Event! Schon auf dem roten Teppich wurde mir klar, dass ich mit meinem festlichen Outfit aus der Menge der Frauen in ihren langen Abendkleidern herausstach. Mutig ging ich dennoch mit Fikri an meiner Seite meinen Weg. Im Saal verhielten wir uns beide unauffällig und schauten uns das ganze Geschehen erst einmal in Ruhe an. Wir erkannten Stars und Sternchen aus dem Fernsehen. Als Preisträgerin wurde ich dann in den VIP-Bereich geführt, wo man auch eine Maske eingerichtet hatte. Ich bekam ein in meinen Augen zu üppiges Make-up, und wieder einmal bemühte man sich sehr um meine Haare. Vergebens. Neben mir in der Maske saß Nova Meierhenrich. Die Moderatorin und Schauspielerin begrüßte mich und stellte sich mir als meine Laudatorin vor. Als ich wenig später im Saal Platz nahm, vorne in der ersten Reihe, saß Nelly Kostadinova neben mir, die sich sehr freute, mich zu begrüßen, und mir erklärte, dass sie die Sponsorin meiner Preiskategorie sei. Ich wusste zu dem Zeitpunkt noch nichts vom spektakulären Erfolg der bulgarisch-stämmigen Unternehmerin, bin heute aber umso stolzer auf meinen, von ihr gesponsorten, Preis. Nova Meier-henrich machte ihre Sache als Laudatorin toll, sie berührte mich mit ihren Worten sehr.

In meiner kleinen Dankesrede sprach ich darüber, wie dringend Deutschland ein Kunstherzzentrum bräuchte. Ich führte die zwei Millionen Menschen in Deutschland und zehn Millionen in Europa ins Feld, die an einer chronischen Herz-insuffizienz leiden würden und damit Kandidaten für eine Herztransplantation wären, um meiner Forderung Nach-druck zu verleihen. Dabei nahm ich insbesondere die Herren im Publikum ins Auge und sagte ihnen ins Gesicht, dass der Großteil meiner Patienten männlich sei.

Der Gala-Abend brachte mir, gemessen an der Zahl der neuen Visitenkarten, viele neue Kontakte ein. Ich hatte span-nende und kurzweilige Gespräche. Zum Beispiel auch mit der ehemaligen TV-Glücksfee des *Glücksrads*, Maren Gil-zer, eine Sendung, die ich als Teenie gern auf SAT.1 geschaut hatte. Und natürlich wechselte ich auch ein paar Worte mit dem Altrocker Udo Lindenberg. Nach einem Abstecher zur After-Show-Party war ich am späten Abend heilfroh, end-lich in mein Hotelbett sinken zu dürfen. Die Galabühne war eine mir noch fremde Welt und hatte mich ungewöhnlich viel Kraft gekostet.

Meine Kollegen fanden die Presse zur Show gut, warb ich doch mit meiner offensichtlichen Zugehörigkeit zur Klinik in den Medien auch für diese und verschaffte ihr somit Auf-merksamkeit. Ich lebte mich in meiner neuen Arbeit richtig ein und fühlte mich angenommen und zugehörig. Ich hatte vor, mir eine feste Wohnung zu suchen, und erzählte auch meinem Vorgesetzten davon.

Dann bekam ich eines Tages einen Anruf von der Sekretärin, dass dieser mich sprechen wollte. Ich fragte mich, was er wohl von mir wollen könnte, hatte ich doch gerade das Gefühl, im Haus angekommen zu sein. Der Abteilungsleiter eröffnete mir direkt, dass die komplette Kunstherzabteilung, meine derzeitige Wirkungsstätte also, in eine andere Stadt umgelagert werden soll. Ich dachte, ich hätte mich verhört! Eine Entscheidung solchen Ausmaßes fällt man doch nicht innerhalb der kurzen Zeit, die ich im Haus war. Ich fragte den Mann, ob er davon schon zum Zeitpunkt meiner Einstellung gewusst hätte. Das verneinte er. Wie sich herausstellte, hatte er unser Gespräch so gelegt, dass er meiner Übernahme nach der Probezeit noch rechtzeitig zuvorkommen konnte.

Ein ungutes Gefühl breitete sich in meinem ganzen Körper aus. Ich fühlte es bis in die Fingerspitzen. Ich merkte Enttäuschung in mir aufsteigen, und da war auch Ärger: Meine Arbeit hatte ich bis dahin sehr gut gemacht!

Mir war in dem Moment egal, ob man mir den anstehenden Verlust meiner Abteilung bei meinem Bewerbungsgespräch unterschlagen hatte oder die Entscheidung in meiner Zeit im Haus über meinen Kopf hinweg getroffen worden war. Ich war zu enttäuscht und wütend. Ich wollte einfach nur noch weg.

Erst stellt man mich ein, dann bringe ich die Abteilung erfolgreich zum Laufen, und dann wird diese verlegt, und ich werde plötzlich nicht mehr gebraucht? Wobei, danach klang das, was der Mann mir in den nächsten Minuten sagte, auch nicht: Er fände meine Arbeit gut, wüsste, dass meine Kollegen mich sehr schätzten, und sei froh, dass ich da sei.

Ich saß selbstbewusst da und schaute mein Gegenüber erwartungsvoll an. Ich wusste ziemlich genau, was als Nächstes kommen würde. Würde er mir jetzt sagen, dass es nach der Probezeit hier keinen Platz mehr für mich gäbe? Nein.

Stattdessen eröffnete er mir, dass ich bleiben könnte, bis ich etwas Neues gefunden hätte. Das klang mir zu gönnerhaft. Ich hatte plötzlich genug davon! Und ich sorgte mich auch nicht darüber, dass ich noch gar keine neue Stelle in Aussicht hatte. Wie auch? Ich hatte ja bis eben gar nicht die Notwendigkeit gesehen, mich nach etwas Neuem umzuschauen! Doch ich würde sofort gehen. Deshalb bat ich um einen Aufhebungsvertrag.

Dann ging ich zu unserem Tagesgeschäft über und gab dem Vorgesetzten noch einen knappen Rapport zu meinem langen und recht harten Wochenenddienst, den ich gerade hinter mir hatte. Anschließend nahm ich noch seinen Händedruck entgegen und verließ den Raum. Ich ärgerte mich natürlich, aber ich sah auch eine Chance für etwas Neues. Und ich war stolz auf mich: Ich hatte mich nicht verbiegen lassen, sondern Rückgrat gezeigt und war mir treu geblieben.

Mein Abschied von den Kollegen war eine der merkwürdigsten Situationen, die ich je in meinem Berufsleben erlebt habe. Während viele geschockt wirkten, wagten andere nicht einmal mehr, mir in die Augen zu schauen. Sie bekundeten ihr herzliches Bedauern darüber, dass ich gehen würde. Und wieder andere sagten mir offen, dass sie sich von Anfang an gefragt hätten, warum ich diese Stelle überhaupt erst angetreten hätte. Auch meine Patienten bedauerten meinen Weggang. Zu einigen von ihnen halte ich heute noch herzlichen Kontakt.

Auf internationaler Mission

Nach meinen beiden schlechten Joberfahrungen verlor ich nicht den Mut. Ich hatte gerade in der zweiten Stelle bewiesen, dass ich zu den Besten meiner Branche gehörte. Ich verspürte auch keinen Druck, mich umgehend neu zu bewerben. Vielmehr hörte ich tief in mich hinein. Ich ahnte, dass ich wohl kaum einen Klinikchef finden würde, der mich einfach mal machen und eine Kunstherzabteilung aufbauen sowie diese auch leiten ließe. Ich wollte niemandes Posten. Wegen mir sollte auch niemand zur Seite geschoben werden, schon gar nicht würde ich jemanden von seinem Platz schieben wollen. Mir geht es vielmehr darum, dass man mich neben sich eine neue Kunstherzabteilung aufbauen lässt. In meinen Augen ergäbe sich so auf jeden Fall eine Win-win-Situation – und zwar für jede Klinik! Genau genommen sehe ich sogar eine Win-win-win-Situation, denn neben der Klinik und mir würden vor allem die Patienten davon profitieren.

Mir wurde langsam klar, dass ich an mein Vorhaben ganz anders würde herangehen müssen, wollte ich mein Kunstherzzentrum nach meinen Vorstellungen und Erfahrungen aufbauen und leiten. Ich müsste mich selbst zur Chefin machen! Das war meine Chance. Und die packte ich nun mit beiden Händen.

Noch als ich fest angestellt war, schrieb mich Professor Dr. med. Georg Sabin an, der als Kardiologe im Fachbeirat des »German Medical Award« sitzt, und fragte mich, ob ich mir vorstellen könnte, am Abend der Verleihung des Preises einen Vortrag über Kunstherzmedizin zu halten. Die Veranstaltung würde in Düsseldorf stattfinden – parallel zur MEDICA, der nach eigenen Angaben führenden internationalen Handelsmesse für Medizin. Der Professor fragte mich außerdem, ob ich bereit wäre, einen der Preise auf der Verleihung zu überreichen. Ganz ehrlich: Bis dahin hatte ich noch nie von dem »German Medical Award« gehört. Aber ich konnte mir beides gut vorstellen und sagte Professor Dr. med. Sabin deshalb spontan zu. Alles Weitere sollte ich dann mit Yvonne Esser abklären, der Initiatorin des »German Medical Award« und Vorsitzenden des German Medical Club e. V., der sich mit dem Preis für eine innovative und nachhaltige Verbesserung der medizinischen Versorgung und Pflege der Patienten einsetzt.

Im September bekam ich dann einen Anruf von Yvonne, in dem sie mir mitteilte, dass ich selbst den Preis »Medizinerin des Jahres 2019« erhalten würde. Ich fühlte mich geehrt, freute und bedankte mich. Wenige Tage später warb der German Medical Club auf seiner Internetseite bereits mit mir als »Medizinerin des Jahres – Medical Woman of the Year 2019«. Auch im Netzwerk LinkedIn tauchte ich plötzlich schon als Preisträgerin auf. Das ging ja schnell! Ich erfuhr auf meine neugierige Nachfrage – immerhin hatte ich den Preis ja noch nicht mal erhalten! –, dass man so schon vorab für das Event werben wollte.

Professor Dr. med. Georg Sabin: »Ich habe den professionellen Werdegang von Dr. Dilek Gürsoy von Anfang an mit großem Interesse verfolgt und bin ihr immer wieder persönlich begegnet. Als es um die Frage ging, welche Medizinerin wir zur ›Medizinerin des Jahres 2019‹ wählen, dachte ich daher sofort an sie. Denn Dr. Gürsoy verkörpert Attribute, die diesen Titel absolut rechtfertigen. Sie besitzt eine Druckhaftigkeit, die man nur selten beobachtet – und ich bin lange

im Geschäft und habe viele Mediziner erleben dürfen. Bewun-
dernswert ist, dass Dr. Gürsoy trotz zunehmender Expertise
und auch medialer Bekanntheit mitten im Leben steht und
sich nicht außerhalb dessen positioniert. Sie ist ganz nah an
der Herzchirurgie und zugehöriger Forschung und noch viel
näher am Patienten. Hinzu kommt ihre auffallende Stärke,
ich möchte sogar sagen, persönliche Durchschlagskraft, die
aus meiner Sicht auch daher rührt, dass Frau Dr. Gürsoy
ausländische Wurzeln hat. Sie ist genau die Richtige für
diese Auszeichnung.«

Meine Nominierung zur »Medizinerin des Jahres 2019« schlug
eine neue Medienwelle um mich los. Eine Welle, die diesmal
auch die Türkei mit voller Wucht erfasste. Dazu muss man
wissen, dass ich schon im Jahr 2015 einer türkischen Zeitung
von meiner Forschung am Kunstherzen berichtet hatte, nachdem mich ein Patient einem türkischen Journalisten vorgestellt hatte. Damals interessierte sich dort jedoch kaum einer
weiter für mich. 2019 war das auf einmal alles anders: Zuerst
klingelte mein Telefon. Am anderen Ende der Leitung war
Ayşegül Gökçen Karaarslan, die frischgebackene türkische
Generalkonsulin aus Düsseldorf, die mir gratulieren wollte.
Ich nahm ihre herzlichen Glückwünsche geehrt entgegen und
bedankte mich höflich. Die Frau Konsulin machte mir bewusst, dass ich ein Vorbild für viele Menschen mit türkischen
Wurzeln in Deutschland ebenso wie für meine Landsleute in
der Türkei war. Denn ich hatte es hier in Deutschland und
dazu noch als Frau zu etwas gebracht.

Mein Telefon klingelte wieder. Eine Mitarbeiterin des türkischen Gesundheitsministers war dran und informierte mich
darüber, dass dieser mir persönlich zu meiner Auszeichnung

gratulieren wolle. Kurz darauf nahm ich dessen Glückwünsche per Skype entgegen. Der Gesundheitsminister lud mich während dieses Gesprächs zu einem medizinischen Kongress nach Istanbul ein, den sein Ministerium organisierte. Ich sagte ihm spontan, dass ich gern als Gast käme, um dort über meine Kunstherzmission zu sprechen.

Am folgenden Tag gratulierte mir noch der türkische Außenminister.

Mittlerweile klingelte mein Telefon gefühlt im Minutentakt. Ich hatte alle deutschsprachigen und türkischen Medien dran, und das Ganze artete in echte Arbeit aus. Ich hatte die Presse quasi vor dem Preis. Einerseits freute mich das. Doch meine Freude war verhalten: Denn ich wusste ja aus Erfahrung, dass die Aufmerksamkeit, die die Presse mir und meiner Kunstherzmission entgegenbrachte, bei der Suche nach einer neuen Stelle hinderlich sein konnte. Je mehr Aufmerksamkeit, desto schwieriger die Jobsuche!

Nach unserem ersten Gespräch meldete sich die Generalkonsulin aus Düsseldorf recht schnell wieder bei mir. Sie bat mich, sie persönlich zu treffen, um einander kennenzulernen. Wir haben unter anderem über das große Thema Migrantenmedizin gesprochen. Es ist ja kein Geheimnis, dass es einen Unterschied macht, wenn ein Patient, der die deutsche Sprache nicht allzu gut beherrscht, in der Notaufnahme größere Probleme hat als einer, der bestens ausdrücken kann, wo es ihn schmerzt. Außerdem liegt mir die Ausbildung der jungen Generation sehr am Herzen. Denjenigen, die mich und meine Arbeit schätzen, möchte ich gern geben, was ich an Wissen, Können und Erfahrung vermitteln kann. Wer lernen möchte, verdient eine kompetente Ausbildung. Und wer die von mir wünscht, der soll sie auch bekommen. Deshalb gehe ich mittlerweile ja auch so gern zu den Studenten in die Unis, um von meiner Arbeit und meiner Kunstherzforschung zu berichten. Dort habe ich schnell gemerkt, dass ich eine Brücke schlagen kann: Die jungen Menschen sehen mich als Ärztin, wollen teilhaben an meinem Wissen und meinen Erfahrungen. Sie wollen meinen Werdegang kennenlernen – ganz ungeachtet meiner oder ihrer Nationalität.

Dazu muss man wissen, dass ich mich auch ehrenamtlich für das Thema interkulturelle Bildung engagiere. Zum Beispiel im Berliner Verein Drop In – Forum für interkulturelle und politische Bildung e. V., dessen Anliegen es ist, den interkulturellen Austausch, die Partizipation gesellschaftlich benachteiligter Gruppen und die demokratische Zivilgesellschaft gegen fremdenfeindliche, antisemitische, homophobe und sexistische Ideologien zu fördern.

Bis heute hat sich aus meinem Kontakt zur Generalkonsulin ein hoffentlich fruchtbringender Austausch ergeben. Ich rede mit der Diplomatin inzwischen über Möglichkeiten, medizinisches Personal zwischen der Türkei und Deutschland zu vernetzen und so für mehr Verständigung in der Medizin zu sorgen. Dabei geht es mir auch um die Wirkung derer als *role model*, die bereits beruflichen Erfolg haben.

Einige Wochen später folgte ich der Einladung des türkischen Gesundheitsministers und flog nach Istanbul, um an dem medizinischen Kongress »VI. TIP KURULTAYI« teilzunehmen. Ich freute mich darauf, meine Kunstherzmission nun auch in der Türkei vorzustellen. In Istanbul erwartete mich mein Bruder Ünal, der die vier Stunden von Ankara mit seinem Auto liebend gern gefahren war, um die kommenden beiden Tage mit seiner kleinen Schwester in der Stadt am Bosporus zu verbringen. Wir begrüßten uns herzlich, fuhren ins Hotel, erfrischten uns und verbrachten ein paar schöne Stunden gemeinsam.

Am frühen Abend begaben wir uns zu dem Kongressraum, in dem ich um 19 Uhr meinen medizinischen Vortrag halten sollte. Das Hotel war Teil des Kongresszentrums, in dem die Veranstaltung stattfand. Ich sprach an diesem Abend vor nur etwa dreißig Menschen, was sicher an dem recht spät angesetzten Termin lag. Unter den Anwesenden waren viele Frauen. Nachdem ich meine Ausführungen beendete, erlebte ich Ähnliches wie auf der deutschen herCAREER. Die Zuhörer umringten mich alle und wollten mich persönlich kennenlernen. Mehrere Professorinnen, die an türkischen Universitäten tätig waren, reichten mir ihre Visitenkarten, die ich gleich an Ünal weitergab. Der steckte sie ein und reichte mir im Gegenzug meine Karten zum Weitergeben. Ünal hielt außerdem die Blumen, die mir überreicht worden waren, und meine Tasche. Und er fotografierte.

Die türkischen Medizinerinnen reagierten wie die herCAREER-Geschäftsfrauen in München: Sie erklärten mir, dass sie mich als Vorbild, als *role model* sähen und sie in ihren Jobs als Frau in der Türkei auf ganz ähnliche Probleme stießen wie ich als Frau in Deutschland. Dass ich wegen meines Fleißes und meines Könnens in Deutschland »Medizinerin des Jahres 2019« werden sollte, fanden sie toll. Ungefähr eine Stunde standen Ünal und ich umringt von Menschen, dann machten wir uns auf den Weg ins Hotelzimmer. Im Hotelzimmer bekam ich einen Anruf, in dem man mich zur Gala am nächsten Abend einlud. Ich bedankte mich freundlich dafür. Kaum war das Telefonat zu Ende, drehte ich mich zu Ünal um und seufzte: »Auf Festbankett bin ich doch gar nicht eingerichtet!« Was sollte ich nur anziehen? *Casual business,* etwas anderes hatte ich nicht im Koffer, schließlich war ich als Ärztin unterwegs und nicht als Showstar!

Zum Gala-Abend kombinierte ich meinen schwarzen Anzug mal wieder mit einem weißen Oberteil. Als Ünal und ich den Saal betraten, gab es dort viele runde Tische mit Namensschildern. Wir fanden Ünals Namen, und ich setzte mich ganz selbstverständlich neben meinen Bruder. Doch offensichtlich war dieser Platz nicht für mich vorgesehen: Man bat mich stattdessen, mitzukommen und am größten Tisch im Raum zu sitzen, direkt vor der Bühne. Dort hatte man mir einen Platz reserviert. Auf meinem Namensschild stand »Prof. Dr. Gürsoy«. Das war mir sehr unangenehm. Ich bat darum, das Namensschild zu ändern, ich wollte mich schließlich nicht eines Titels rühmen, den ich nicht hatte. Doch man gab mir zu verstehen, dass das nicht mehr ginge. Auf dem Gala-Abend sollten herausragende türkische Wissenschaftler geehrt werden. Die Preisverleihung stand unter der Schirmherrschaft des Chemikers Aziz Sancar, des ersten türkischen Naturwissenschaftlers, der einen Nobelpreis erhalten hatte. Sancar lebt und arbeitet in den USA und bekam seinen Nobelpreis für Chemie 2015 gemeinsam mit Tomas Lindahl und Paul Modrich.

Ich schaute neugierig nach links und rechts auf die Namensschilder und harrte der Menschen, die da kommen würden. Der Saal füllte sich. Ich saß mit dem Blick zur Bühne. Plötzlich begannen alle zu klatschen: Ein Pulk Anzugträger war in den Saal getreten. In seinem Zentrum war der Gesundheitsminister zu sehen, und neben ihm erkannte ich den Präsidenten der Türkei.

Der arbeitete sich händeschüttelnd zu seinem Platz vor. An unserem Tisch angekommen, begrüßte der Politiker zuerst mich. Wusste der Mann überhaupt, wer ich war? Doch da flüsterte der Gesundheitsminister ihm schon von hinten zu, dass ich die Herzchirurgin sei, die in Deutschland zur »Medizinerin des Jahres 2019« gekürt werden sollte. Der Präsident nickte.

Vor dem Essen wurden die Reden gehalten: Zuerst sprach der Gesundheitsminister. Ich hörte erstaunt zu, welche großen Fortschritte die Türkei im medizinischen Bereich in Sachen Digitalisierung, künstliche Intelligenz (KI) und Gebäudewirtschaft zu vermelden hatte. Dann sprach der Präsident. Er nahm anschließend auch die Preisverleihung vor. An meinem Tisch saßen ganz offensichtlich die Preisträger. Die Frauen und Männer neben mir wurden nacheinander auf die Bühne gebeten und vom Präsidenten ausgezeichnet. Ich muss zugeben: Ich ahnte in diesem Moment etwas und sollte damit recht behalten. Schon hörte ich meinen Namen aus dem Munde des Moderators. Leider wieder mit dem falschen Professoren-Titel. Wie unangenehm! Ich stand auf und ging auf die Bühne. Dort überreichte mir der türkische Präsident eine Ehrentafel aus Glas und betonte, dass ich mit meiner Arbeit ein Vorbild für die Menschen in Deutschland und in der Türkei wäre. Ich sei ein *role model*, weil ich es bis ganz an die Spitze in meinem Fach geschafft hätte.

Nach dem Essen verabschiedete sich der Präsident, und alle Preisträger stellten sich mir jetzt vor und begrüßten mich noch einmal. Danach ging ich an Ünals Tisch. Mein Bruder berichtete mir freudestrahlend, dass einer der Kellner des Abends ein alter Schulfreund von ihm sei. Was für ein Zufall! Mein Bruder hatte sich schon mit seinem Freund verabredet, und so ließen wir uns von einem Sicherheitsmann über einen Nebengang zur Küche führen, wo inzwischen bereits aufgeräumt wurde. Der Freund zeigte sich zuerst sehr zurückhaltend mir gegenüber, da ich ja Gast des heutigen Abends war, den dazu auch der Präsident noch besonders geehrt hatte. Doch seine Bedenken wischte ich kurzerhand beiseite. Ich habe nie vergessen, woher ich komme, ganz gleich, ob ich meine Bundeskanzlerin, den türkischen Präsidenten oder Ünals Freund treffe, ich bin Dilek Gürsoy, nicht mehr und nicht weniger. Wir hatten eine gute Zeit mit Ünals Kumpel, lachten viel und machten lustige Erinnerungsfotos.

Wieder zu Hause in Neuss war ich nach dieser Reise ziemlich platt. Ich erzählte meiner Mutter ausführlich von den aufregenden Ereignissen, und auch Freunden wie Heidi berichtete ich später davon. In den kommenden Wochen führte ich verschiedene Bewerbungsgespräche. Die Novembertage zogen schnell vorüber. Am 18. sollte die Preisverleihung zur »Medizinerin des Jahres 2019« sein.

»Medizinerin des Jahres 2019«

Ich hatte vier Karten für die Abendveranstaltung bekommen und lud meine Mutter, Fikri und Heidi ein. Ich wollte diese drei Menschen an meiner Seite haben, wenn ich den Preis entgegennehmen würde, denn ihnen hatte ich all das zu verdanken. Meine Mutter hat mir alles ermöglicht und immer zu mir gestanden, ohne Rücksicht auf sich selbst. Fikri hatte stets zu mir gehalten und ist der beste »Zwillingsbruder«, den ich mir wünschen könnte. Und Heidi Oldenkott-Gröhe ist meine gute Fee, die mir und meiner Arbeit außergewöhnlich großes Interesse entgegenbrachte und offenherzig Türen öffnete, die ich zuvor nicht mal als solche erkannt hatte und ohne ihre Hilfe auch niemals hätte öffnen und durchschreiten können. Sie selbst macht darum kein Gewese, sie sagt, sie öffne mir gern Türen – hindurchgehen müsse ich sowieso allein. Ihr bringe es Freude, mich mit Menschen bekannt zu machen und mir so die Chance zu geben, diese für mich zu entdecken. Als ich Heidi vorab fragte, ob sie an diesem Abend gern dabei sein würde, freute sie sich riesig. Egal wann, egal wo, sagte sie mir, sie wüsste ganz sicher, dass sie für meine Ehrung Zeit haben wird.

Wie gesagt, ich hatte vier Karten. Nur vier Karten. Ich hätte fünfzig verteilen können! Jeder aus meinem Umfeld wollte mich zu meiner Ehrung begleiten. Sogar der Bürgermeister aus dem kleinen anatolischen Dorf Aybastı, aus dem meine Eltern stammen, hatte herzlich darum gebeten, mitgenommen zu werden. Ich hatte den vielen Menschen jedoch ganz höflich, aber bestimmt abgesagt. Zum einen, weil ich tatsächlich nur vier Karten hatte. Zum anderen wusste ich inzwischen, wie solche Abende verlaufen würden und dass ich sowieso kaum Zeit haben würde, um mich um so viele Menschen hinter mir zu kümmern.

Am 18. sollte ich morgens um zehn Uhr auf der MEDICA einen Vortrag über Kunstherzen in der Medizin halten. Ich schmiss mich dazu in meinen legeren Businesslook: grüne Hose, schwarzer Pulli, schwarze Ballerinas. Mein Plan war, nach dem Vortrag wieder heimzufahren, um mich für den festlichen Anlass, die spätere Preisverleihung, umzuziehen und zurechtzumachen. Mein langes schwarzes Kleid, dazu passende Wäsche, Schuhe und Abendtäschchen hatte ich bereits zurechtgelegt. Auch etwas Schminke hatte ich vorgesehen. Doch meine Pläne wurden alle zunichtegemacht: Zuerst schüttete es in Düsseldorf, wo die MEDICA stattfand, wie aus Eimern. Und Fikri und ich hingen im Stau fest und verloren dabei viel Zeit. Dann fanden wir keinen Parkplatz und mussten weit weg von der Messe-Location parken. Als wir die schließlich ganz knapp vor Vortragsbeginn erreichten, war ich pitschnass. Meine Haare standen in alle Richtungen ab, und ich spürte, wie mir das Wasser aus den Haaren zuerst den Hals und dann den Körper herunterlief. Ich dachte nur: Egal, ich bin ja zum Arbeiten hier. Ich hatte zwei meiner Kunstherzpatienten zu dem Vortrag eingeladen, an deren Beispiel ich meine Arbeit erklären wollte. Die warteten schon vor dem Saal, und ich begrüßte sie ganz herzlich. Ich war ihnen sehr dankbar, dass sie meiner Einladung gefolgt waren. Ich hielt noch dampfend meinen Vortrag und erntete viel Beifall für meine Arbeit und meine Idee, in Deutschland endlich ein Kunstherzzentrum zu errichten.

Als ich mit Fikri wieder heimfahren wollte, um mich umzuziehen und meine Mutter zu holen, rief mir Professor Dr. med. Sabin ein fröhliches »Bis gleich, Frau Dr. Gürsoy!« zu. Auf meinen fragenden Blick sagte er: »Sie halten doch gleich noch einen Vortrag ...!?« Ich muss ziemlich perplex aus der Wäsche geguckt haben und war einen Moment lang sprachlos. Hatte ich etwas durcheinandergebracht? Übersehen? Vergessen?

Hatte ich!

Ich steckte irgendwie in der Klemme: Hier warteten Kollegen auf meinen Vortrag, dort warteten mein feines Abendkleid und meine aufgeregte Mutter auf mich. Fikri erlöste mich: »Du hältst jetzt deinen Vortrag, Schwesterchen. Und ich hole Mama!« Ich mochte gar nicht daran denken, wie ich mit meinen verregneten und nach zwei Vorträgen sicher auch zerknitterten Klamotten am Abend aussehen würde. Es war zum Heulen!

Wenig später stand ich, nun schon fast wieder komplett getrocknet, erneut auf einem Podium und hielt aus dem Stegreif einen Vortrag über Gendermedizin. Einige meiner Folien vom ersten Vortrag benutzte ich noch einmal, den Rest improvisierte ich. Zwischen dem Vortrag und der Preisverleihung blieb mir nurmehr eine Stunde. Ich versuchte, die persönlichen Begegnungen nach meinem Vortrag irgendwie zu beschleunigen, aber das war ja auch unfair den Gästen gegenüber. Schließlich raste ich ins Foyer. Fikri und meine Mutter waren dort inzwischen angekommen, und meine Mutter hielt mir wortlos eine Tüte entgegen und schob mich Richtung der Toiletten. In die Tüte hatte sie alles eingepackt, was ich mir am Morgen zurechtgelegt hatte. Unterwäsche, Strümpfe, Kleid, Schuhe, Kosmetika. Sie hatte mich mit ihrer mütterlichen Umsichtigkeit gerettet. »Danke, Mama!«

Ich verschwand flugs auf der Toilette, um mich umzuziehen. Das war einfacher gesagt als getan: Denn in Zeitnot, wie ich war, ließen sich Wäsche und Kleid nicht mal eben so leicht überstreifen. Für Make-up war überhaupt keine Zeit mehr. Und auch meine zerzausten Haare versuchte ich gar nicht erst zu bändigen. Draußen in der Halle bat ich Fikri, Heidi am Empfang abzuholen. Auch die Düsseldorfer Generalkonsulin sollte er gleich mitbringen. Die hatte es sich nicht nehmen lassen, bei meiner Ehrung dabei zu sein und eine Einladung fürs Konsulat erbeten. Zu fünft nahmen wir schließlich im Festsaal Platz. Die Staatssekretärin für Integration im Ministerium für Kinder, Familie, Flüchtlinge und Integration des Landes Nordrhein-Westfalen, Serap Güler, CDU, eine Frau, deren Eltern wie meine als Gastarbeiter nach Deutschland gekommen und die heute eine Laudatio auf mich halten sollte, hatte am späteren Abend noch einen Termin und bat die Moderation darum, meine Preisverleihung vorzuziehen. Das war mir erst gar nicht so recht. Und doch ging es plötzlich sofort um mich. Meine beiden Laudatorinnen Nelly Kostadinova und Serap Güler ehrten und berührten mich mit ihren Worten sehr, und dann erhielt ich meinen Preis aus den Händen von Nelly Kostadinova. Ich war jetzt »Medizinerin des Jahres 2019«! Das war eine ganz besondere Würdigung meiner Arbeit. Als ich dann gefragt wurde, ob ich noch etwas sagen wollte, antwortete ich selbstbewusst: »Natürlich!« Und wie ich das wollte. Das hier war heute meine Bühne!

Zwischen meinem Auftritt auf der Bühne der herCAREER vor zwei Jahren und heute war so viel geschehen: Ich hatte meinen Traum weder aufgegeben noch klein beigegeben, wenn er mir ausgeredet werden sollte. Ich hatte Chancen gesehen und hart gearbeitet, um sie zu nutzen. Ich hatte mich auf den Weg gemacht, begleitet von großartigen Frauen wie meiner Mutter, Okja, Heidi und vielen anderen, die zu meinen *role models* geworden waren. Sie alle sahen in mir stets das Mädchen, die Studentin, die Ärztin, die an die Spitze wollte und es auch schaffen könnte. Und das hatte ich schließlich auch. Ich, Dilek

Gürsoy aus Neuss, Herz- und Kunstherzchirurgin, war jetzt Deutschlands »Medizinerin des Jahres 2019«. Sie alle hatten mich großherzig, selbstlos und ehrlich unterstützt, und dafür dankte ich ihnen mit meinem Preis und den Blumen in der Hand ganz herzlich.

Doch frau wird ja weiter träumen dürfen: Und so erklärte ich den versammelten Gästen, dass ich es mir jetzt zur Hauptaufgabe machen würde, in Deutschland ein modernes Kunstherzzentrum zu errichten. Ich wollte Chefärztin dieser Klinik werden, in der alles medizinische Wissen und Handwerk vereint würde, um kranke Herzen bestmöglich zu behandeln und somit Leben zu retten. Und ich ging sogar noch einen Schritt weiter: Ich erklärte, wenn ich keine Klinik fände, die mir eine solche Position bieten würde, dann müsste ich es wohl selbst in die Hand nehmen, meinen Traum Wirklichkeit werden zu lassen. Das wurde ordentlich beklatscht.

Unsere kleine Fünferrunde unterhielt sich an diesem Abend noch ganz prächtig. Ich nahm derweil Glückwünsche von allen Seiten entgegen, während Fikri aufmerksam wie ein Bodyguard hinter mir stand und meine Tasche, meine Blumen und meinen Preis hielt. Ich war froh, ihn bei mir zu haben, und dachte an meinen Bruder Ünal, der den gleichen Job in Istanbul für mich übernommen hatte.

— • —

Ich war jetzt Deutschlands »Medizinerin des Jahres 2019«. Ich stand damit auf dem Höhepunkt meiner bisherigen Karriere, mein Talent und mein Können hatten mich bis hierhin gebracht. So weit – und doch nicht weiter. Ich war noch immer ohne Job. Um meinen Traumjob zu verwirklichen, bräuchte ich einen Chefarzt, der es ertragen könnte, dass ich neben ihm als Chefärztin meine Kunstherzabteilung leitete. Eine Sache, die ich mir kaum mehr vorstellen kann, wenn ich an die Bewerbungsgespräche denke, die ich mittlerweile geführt habe:

Im Gesundheitsministerium meines Bundeslandes Nordrhein-Westfalen, wo ich zuerst vorstellig wurde, riet man mir, doch zu versuchen, eine Universität im Land zu finden, die mir eine Chance für mein Kunstherzzentrum einräumen würde. Gesagt – getan. Dass es solche Kompetenzzentren geben müsse, hatte das Ministerium schließlich in einer hauseigenen Studie selbst gefordert.[5] Ich würde demnach offene Türen einrennen. Dass ich es zuerst in meiner Heimat versuchen würde, stand für mich außer Frage. Ich liebe mein Bundesland und würde gern hier arbeiten. Dazu stehe ich: Zum Beispiel auch als Vorbild der Kampagne »#IchDuWirNRW« des Ministeriums für Kinder, Familie, Flüchtlinge und Integration des Landes, die zeigen soll, dass gute Integration gelingt. Mit meiner Geschichte gelte ich dabei als ein positives Beispiel für die erfolgreiche Einwanderungsgesellschaft.

Doch die Option, es auch anderswo zu versuchen, halte ich mir stets offen. Ich muss ja meine Brötchen verdienen! Ich schrieb eine namhafte Universität nach der anderen im Land und darüber hinaus an. Ich schilderte jedes Mal mein Vorhaben und bat um ein Gespräch, um dieses persönlich vorstellen zu dürfen. Bei jedem Gespräch, das ich führte, legte ich die Karten offen auf den Tisch. Ich machte meinen Gesprächspartnern in den Kliniken klar, wer ich bin, was ich kann und was ich wollte. Im Fernsehen hatte ich es vor Millionen von Zuschauern schon gesagt, jetzt wiederholte ich es in den Gesprächen: Ich wollte Chefärztin werden. Mein Selbstbewusstsein rief vielfältige Reaktionen hervor, die ich von den Gesichtern meiner Gegenüber gut ablesen konnte. Gestandene Chefärzte zollten meiner Leistung bewundernden Respekt und fragten mich dann, wo sie mich in ihrem Haus unterbringen sollten. Ich wollte mich nicht unter Wert verkaufen und zog nach so mancher Verhandlung von dannen, ohne mich auf eine Stelle einzulassen, die mir nicht passte.

Ein Gespräch zum Beispiel führte ich noch, während ich angestellt war. In der betreffenden Universität, das wusste ich, hatte man gerade für einen anderen Kunstherzkollegen eine Stelle eingerichtet, die dieser dann aus welchen Gründen auch immer doch nicht angetreten hatte. Ich war mir sicher, dass ich die offene Stelle sehr gut besetzen könnte. Mit diesem sicheren Gefühl bewarb ich mich und ging selbstbewusst in das Gespräch mit dem Chefarzt. Er nahm neben mir Platz, indem er ein Bein lässig über seine Stuhllehne legte. Ich ließ mich von dieser in meinen Augen respektlosen breitbeinigen Haltung nicht irritieren, obgleich mich sofort das Gefühl beschlich, dass ich mich um diese Uni wohl vergebens bemühte. Ich erklärte meine Vision von einem Kunstherzzentrum. Dann verabschiedete ich mich. Schon beim Schließen der Tür hakte ich diese Uni von meiner Liste ab.

Von einer weiteren Universität hatte ich, ebenfalls noch angestellt, bereits den Geschäftsführer kennengelernt und ihn von meiner Kunstherzmission begeistern können. Der Mann riet mir, mich doch unbedingt an den Chefarzt zu wenden. Das tat ich gern. Ich schrieb diesem eine Mail, in der ich erklärte, dass ich mich auf Anraten des Klinik-Geschäftsführers an ihn wenden würde. Meine Mail blieb lange unbeantwortet. Ich hakte nach und bekam einen Gesprächstermin. Der erste Satz des Chefarztes war: »Sie hatten doch auch schon eine E-Mail geschrieben.« Als ich ihm meine Idee persönlich erklärt hatte, meinte der Chefarzt zu mir, dass er diese Idee auch schon gehabt hätte. Wunderbar, dachte ich hoffnungsvoll. Ich wusste, dass es im Hause zwei Stellen gab, das war ja kein Geheimnis. Dann sagte der Chefarzt zu mir, dass ich zur Landesregierung gehen sollte, um mir die Unterschrift des Ministerpräsidenten zu holen und das nötige Geld zu besorgen. Bei diesen Worten wies der Chefarzt enthusiastisch aus dem Fenster hinaus auf eine Freifläche auf dem Campus: »Das Gebäude setzen wir dorthin!« Ich folgte seinem Fingerzeig und sah ihn dann erstaunt an. Ich wartete, bis der Mann mich wieder ansah, und fragte ihn direkt: »Wie wäre es denn mit einer Einstellung, Herr Professor? Ich könnte mich dann voll und ganz unserem Projekt widmen!« Der Gedanke an eine Einstellung war meinem Gesprächspartner offensichtlich unangenehm. Ich spürte förmlich, wie er innerlich zurückruderte. Ich ging aus diesem Gespräch mit dem vagen Satz im Ohr, dass man sich das ja noch überlegen könnte. Auch diese Uni konnte ich wohl getrost von meiner Liste streichen.

Als ich dachte, damit hätte ich alles erlebt, was ich in Bewerbungsgesprächen erleben könnte, kam das nächste: Bei einer anderen Universität hatte ich dem Chefarzt geschrieben und keine Antwort erhalten. Ich schrieb daraufhin dem Rektor. Der antwortete auch gleich und empfahl mir, den Chefarzt erneut zu kontaktieren. Also wandte ich mich als Nächstes direkt an die Sekretärin des herzchirurgischen Chefarztes und bat sie am Telefon, mit ihrem Chef zu sprechen. Die Frau machte sich nicht einmal die Mühe, meinen Namen richtig zu verstehen, und sagte mir, dass ich es in einer halben Stunde noch einmal versuchen sollte. Gesagt, getan, ich bin da gefühlt deutscher als deutsch. Beim überüberübernächsten Anruf versuchte die Frau immer noch, mich zu vertrösten. Ich blieb hartnäckig und hörte plötzlich, wie sie dem Chefarzt zuflüsterte, ob er eine Frau Dr. Gürsoy kenne, wobei sie ihm meinen Namen nicht annähernd richtig nannte. Sie hatte offenbar nicht bemerkt, dass ich das Ganze mitbekam. Als sie mich wieder ans Ohr nahm, um mir zu sagen, dass der Herr Professor gerade nicht zu sprechen sei, reichte es mir. Ich bat sie höflich, aber bestimmt, sich jetzt ein Blatt Papier zur Hand zu nehmen und meinen Namen, den ich ihr erst buchstabierte und dann deutlich vorsprach, zu notieren. Ebenso den Betreff »Kunstherz«. Und, dass ich auf Empfehlung des Rektors anriefe und um ein Gespräch bitte. Dann bat ich sie nachdrücklich, dies dem Chefarzt auszurichten, bevor ich mich verabschiedete und auflegte. Was soll ich sagen: Ich habe nichts von dem Mann gelesen oder gehört.

Die nächste Stelle, auf die ich mich bewarb, schien wie für mich gemacht: Eine Klinik suchte einen Oberarzt, der die Kunstherzabteilung leiten sollte. Ich erwartete bei dieser Stelle, dass man mich zumindest zur persönlichen Vorstellung einladen würde. Zumal ich parallel zu meiner Online-Bewerbung von mehreren Headhuntern kontaktiert worden war, die allesamt der Meinung waren, dass ich goldrichtig für diese Stelle sei. Ich wartete auf eine Einladung. Und wartete. Und wartete. Ich hörte wochenlang nichts und übte mich in Geduld. Das fiel mir zunehmend schwerer. Nach mehr als einem Monat Warten war mein Geduldsfaden zum Zerreißen gespannt. Ich fragte deshalb höflich, aber bestimmt nach dem Stand der Dinge. Daraufhin bekam ich Post vom Chefarzt persönlich. In seinem kurzen Brief schrieb er mir, dass ich einen imposanten Lebenslauf hätte – man die vakante Position aber dennoch mit jemand anderem besetzt hätte.

Peng!

Ich spürte, wie meine Wut sich einen Weg ins Freie bahnte und aus mir herausbrach.

Ich hatte genug von den Männern, die mir wegen meines selbstbewussten und selbstsicheren Auftretens Attribute wie selbstverliebt und narzisstisch zusprachen, während sie mir während meines Vorstellungsgesprächs breitbeinig, mit halb vollem Mund ihr Mittagessen kauend und in ihren schmutzigen OP-Klamotten gegenübersaßen. Bei einigen von diesen Klinikchefs war mir durchaus bewusst, dass sie mich sowohl fachlich als auch persönlich auschecken wollten. Manche gaben sogar offen zu, dass sie die »Medizinerin des Jahres«, bekannt aus Zeitung und Fernsehen, kennenlernen wollten. Ich weiß, dass sie die Gelegenheit aber auch nutzten, um mir zu zeigen, wie gut sie selbst sind. Ich hatte das nie infrage gestellt, während sie mir das Gefühl vermittelten, meine Leistung erst unter Beweis stellen zu müssen. Ich hatte auch genug von der sowieso unzulässigen Frage im Bewerbungsgespräch nach einer bestehenden oder gar sich erst einstellenden Schwangerschaft, zumal mir die auch von Männern gestellt wurde, von denen ich wusste, dass sie selbst in der Familie Medizinerinnen hatten, die Beruf und Mutterschaft sehr wohl unter einen Hut bringen konnten. Befürchteten sie etwa, dass eine Schwangerschaft meine chirurgischen Fähigkeiten beeinträchtigen würde?

Bei Terminen, wo ich neben dem Gespräch mit dem Chefarzt auch Gelegenheit bekam, mit anderen Kollegen zu sprechen oder bei ihnen im OP zu hospitieren, überraschte mich deren Reaktion: Sie sagten mir ins Gesicht, dass sie eine arrogante Zicke erwartet hätten.

Ich sah rot und zerfetzte den Brief in Stücke. Meine Mutter muss sie später alle aufgesammelt und fein säuberlich zusammengepuzzelt haben, denn sie schickte mir ein Foto davon. Als Beweisstück, wie sie mir sagte. Es war schwer zu akzeptieren, dass sich meine einstige Ahnung davon jetzt bewahrheitete, dass mir meine Medienpräsenz sowie die diversen Auszeichnungen und Titel wie der der »Medizinerin des Jahres 2019« den Weg in meinen Wunschjob erschweren würden. Ich war in meiner bisherigen Laufbahn in so manchem Chefarzt-Zimmer gewesen, auf beiden Seiten des Atlantiks, und konnte mich mit meinen eigenen Augen davon überzeugen, wie stolz, ja teilweise auch eitel, die Herren Chefärzte in Aufmerksamkeit sowohl seitens der eigenen Gilde als auch seitens der Öffentlichkeit badeten. Ich hatte Wände, Sammelordner, Alben und sogar ein kleines Museum gesehen, die alle dem Zweck dienten, öffentliche Auftritte der Mediziner zur Schau zu stellen. Nun hatte ich als erste Frau in der Herz- beziehungsweise Kunstherzchirurgie öffentliche Aufmerksamkeit errungen – und das sollte mir auf dem Weg nach ganz oben jetzt im Weg stehen?

Ich kenne die Branche. Ich weiß, dass mir fachlich nicht so schnell einer was vormachen kann. Ich weiß aber auch, dass es neben mir viele gute Leute gibt. Das habe ich nie infrage gestellt. Was also steckte hinter den Absagen? Reicht meine Leistung nicht? Passt meine Nase nicht? War ich jemandem auf den Fuß getreten: fachlich, persönlich? Gefällt meine türkische Herkunft nicht? Werde ich nicht genommen, weil ich eine Frau bin?

Ich spüre inzwischen deutlich, dass ich als »Medizinerin des Jahres 2019« Verantwortung trage, und der möchte ich selbstverständlich gerecht werden. Die Verantwortung, die ich zu schultern habe, empfinde ich gegenüber vielen Menschen: zuallererst gegenüber den Herzpatienten. Sie alle haben eine bestmögliche Therapie in besten medizinischen Verhältnissen verdient. Verantwortung empfinde ich zudem gegenüber den jungen Leuten, die die beste Ausbildung von den besten Ausbildern verdient haben. Darüber hinaus empfinde ich Verantwortung auch gegenüber der Generation meiner Eltern, den Gastarbeitern, ganz gleich, welcher Nationalität. Wir, ihre Nachkommen, die wir hierzulande bestens sozialisiert und ausgebildet wurden und uns damit von unseren Eltern und Großeltern unterscheiden, sollten die Chancen, die dieses Land uns auf vielerlei Weise bietet, selbstbewusst nutzen und auch unser Recht darauf selbstbewusst einfordern. Damit aus uns etwas Besseres wird als aus den Gastarbeitern einst.

Ich bin bislang davon überzeugt durchs Leben gegangen, dass ich als Dilek Gürsoy aus Neuss gut genug bin, um hier in meiner Heimat Deutschland alles zu erreichen, was ich mir erträume. Und wer auch immer mich danach fragt, ob meine türkischen Wurzeln mir jemals im Weg gestanden hätten, bekommt von mir die klare Antwort »Nein!«. Doch gerade in jüngster Zeit hörte ich Stimmen in meinem engsten Bekanntenkreis, die mir sagten, dass ich das durchaus in Betracht ziehen sollte. Ich habe darüber viel nachgedacht und möchte das einfach nicht glauben. Zumal ich in meiner bisherigen Laufbahn mit vielen hoch qualifizierten Kollegen mit Migrationshintergrund zusammengearbeitet habe. Wobei ich in der obersten Liga der Herzmedizin bislang nur auf Männer mit ausländischen Wurzeln gestoßen bin. An den »Störfaktor« Migrationshintergrund möchte ich nicht glauben, ich erlebe die Medizin hierzulande nach wie vor als ein gut laufendes Multikulti-Projekt.

Ich glaube vielmehr, dass der eine oder andere Chefarzt, bei dem ich mich bisher mit meiner Idee von einem Kunstherzzentrum bewarb, nicht damit klarkommt, dass ich eine selbstbewusste Frau bin. Dass ich dazu auch noch in der Zeitung stehe oder in einer Talkshow sitze, macht das Ganze sicher noch problematischer.

Ohne eine Begründung stocherte ich nach jeder Absage jedoch im Dunkeln. Und genau das war es, was mich so sehr ärgerte. Keiner der hier beispielhaft vorgestellten Herren Professoren hatte es für nötig gehalten, mir eine begründete Absage zu erteilen, aus der ich konstruktiv hätte herauslesen können, was ich besser machen sollte. Mir wurde eines klar: So komme ich nicht weiter.

Jede Frau braucht einen Plan B

Natürlich wäre eine feste Anstellung jetzt eine feine Sache: Ich bräuchte mich um meine langsam schwindenden Reserven nicht zu sorgen, von denen ich mich bislang über Wasser gehalten habe. Ich stünde damit schnell wieder am OP-Tisch, was meine wachsende Sehnsucht nach meinen Patienten befriedigen würde. Doch meine Bewerbungen waren bis heute allesamt erfolglos. Das ist eine völlig neue Situation für mich – die ganz neue Fragen aufwirft. Mittlerweile fragte ich mich sogar schon, ob ich mich noch einmal in irgendeine neue Richtung qualifizieren sollte.

Ich muss weiterdenken: Mir bleibt immer noch die Option, ins Ausland zu gehen. Herzkranke gibt es überall. Doch ich wünsche mir eine Zukunft in Deutschland. Ich muss wohl zu Plan B übergehen. Hatte ich den schon erwähnt? Jede Frau braucht einen Plan B!

Es war an der Zeit für mich, nicht nur nach einer Klinik zu suchen, die mich anstellen würde und wo ich die Chance bekäme, das erträumte Kunstherzzentrum zu errichten und weiter an einem neuen Kunstherz zu forschen. Ich musste mich tatsächlich damit beschäftigen, selbst ein solches Zentrum zu gründen. Würde ich das allein können?

Stopp! Ich bin nicht allein! Ich habe längst ein Netzwerk mit kompetenten Menschen an meiner Seite, die ich um Rat fragte. Und ich habe viel Feedback bekommen. Ich sprach mit Experten aus der Medizin, aus der Wirtschaft und aus der Politik. Meine Idee kam überall gut an, wobei die Mediziner sie vor allem medizinisch, die Wirtschaftler wirtschaftlich und die Politiker politisch befürworteten.

Ich gebe nicht auf. Ich halte an meinem Traum von einem Kompetenzzentrum für Herz- und Kunstherzmedizin fest. Und ich fordere das in Zeiten der Corona-Pandemie umso lauter, denn in einem solchen Zentrum wären schwerst kranke Patienten bestens aufgehoben, da sowohl die Mitarbeiter als auch die Medizintechnik höchst spezialisiert sind.

Als Erstes bräuchte ich dafür einen hieb- und stichfesten Businessplan. Damit könnte ich dann losziehen, um Investoren zu finden, die in meiner Idee das Potenzial sähen, Gewinn zu erwirtschaften, und die dafür Geld lockermachen würden. Dann bräuchte ich einen Standort für meine Klinik. Und natürlich jemanden, der sie mir nach meinen Vorstellungen baut. Einrichtung würde ich brauchen. Und Personal – das sowieso.

Ich hatte zwischenzeitlich den einen oder anderen Vortrag gehalten und dabei auch immer meine Vision von einem Kunstherzzentrum vorgestellt. Nach einem solchen Vortrag in München sprach mich ein Mann an: der Unternehmensberater Ludwig Gruber von GH Kapital, einem Unternehmen, das nach eigenen Angaben kleinen und mittleren Unternehmen in Deutschland hilft, Fördermittel zu erhalten. Ludwig Gruber sagte mir, dass ich einen Businessplan bräuchte und er mir mit seinem Unternehmen beim Schreiben helfen könnte. Ich nahm sein Angebot gern an. Ich freute mich über das Vertrauen in mich und meine Idee. Und ich wagte mich daraufhin in neue Gewässer.

Außerdem heuerte über Özlem Doger-Herter aus meinem Netzwerk das Unternehmen Digital Hub Bonn bei mir an. Die Unternehmerin hatte mich in den Medien gesehen und Kontakt zu mir aufgenommen. Sie signalisierte mir schon in unserem ersten Gespräch deutlich, dass sie an mich und meine Idee glaube und mich deshalb gern unterstützen würde.

Und so kam es, dass ich neben Bewerbungsgesprächen für Stellen plötzlich auch einen Businessplan schrieb. Damit dieser überzeugte, musste ich meine Vision einfach und verständlich formulieren. Obwohl ich lieber operiere als berechne, was eine OP kostet, steckte ich meinen ganzen Elan in den Businessplan.

Meine Vision: Ich möchte die erste innovative, digitale und klimafreundliche Klinik für künstliche Herzchirurgie gründen, die sich auf die chirurgische Therapie und Forschung der chronischen Herzinsuffizienz konzentriert. Mein Ziel ist es, damit die Herztransplantation mit Kunstherzen sowie Herzunterstützungssystemen dauerhaft zu ersetzen und sich dabei auch der künstlichen Intelligenz zu bedienen.

Meine Mission: Den laut dem Bundesministerium für Bildung und Forschung etwa zweieinhalb Millionen Menschen in Deutschland und den geschätzt mehr als zehn Millionen Menschen in Europa, die an einer chronischen Herzinsuffizienz leiden[6], möchte ich mit meinem Kompetenzzentrum Kunstherz effizient geballte innovative Expertise zur Therapie bieten. Dabei lege ich ganz besonderen Wert auf die analogen gleich humanen Fähigkeiten der Ärzte, Schwestern und Pfleger. Gemeinsam wollen wir die Philosophie der Klinik (Spitzenmedizin, innovative Technologie und respektvolle, wertschätzende Kommunikation) überregional und international verbreiten. Es soll eine auch mit Frauen in Führungspositionen besetzte Klinik werden, die Gendermedizin sowohl im klinischen Alltag als auch in der Forschung berücksichtigt.

Mit dieser Vision im Gepäck gehe ich jetzt meinen Weg. Ich lasse mich davon nicht abbringen. Ich gehe mit einem tief in mir verwurzelten Vertrauen in Gott – ich weiß, was ich schon geleistet habe, und dass mein Engagement und meine Mühe früher oder später belohnt werden. Mein größter Wunsch ist es, das zu machen, was ich am besten kann: kranke Herzen zu operieren und ihren Besitzern somit zu einem gesünderen Leben zu verhelfen.

Und deshalb eröffne ich meine Kunstherzklinik selbst.

Weil ich gut bin.

Warum ich dieses Buch geschrieben habe

Ich habe es bereits angedeutet, als ich meine Doktorarbeit erwähnte: Das Schreiben liegt mir ganz und gar nicht. Warum also schreibe ich dennoch ein Buch? Nun, das kam so: Auf meiner Reise durch die in- und ausländischen Medien konnte ich wegen des beschränkten Platzes die Themen, die mir auf der Seele brannten, oft nur anschneiden. So manche Antworten verloren so an Tiefe, manche kamen erst gar nicht aufs Papier oder ins Netz. Doch für meine Kunstherzmission brauchte ich zur Unterstützung Menschen, die deren immense Bedeutung für die Gesundheit aller verstünden. Kunstherzen retten Leben. In meiner Mission geht es um Leben und Tod.

Ein inzwischen guter Freund von mir, Frank Weuthen, Kanzleimanager einer Rechtsanwaltskanzlei in Berlin, brachte mich in einem Gespräch darüber, wie ich der Mission größeres Gewicht verleihen könnte, auf die Idee. Er sagte zu mir: »Dilek, reite die Medienwelle doch zu Ende und schreib ein Buch über deine Geschichte und dein Vorhaben. Darin kannst du alles erklären. Und du kannst damit deiner Kunstherzmission die Aufmerksamkeit verschaffen, die sie braucht.«

Ein Buch?

Ein Buch!

Ich wählte als Titel meines Buches den Satz »Ich stehe hier, weil ich gut bin«. Ich weiß, dass sich so mancher daran stößt. Die Frage ist: Warum? Warum fühlen sich insbesondere Männer meines Faches davon provoziert, dass ich so etwas von mir sage?

In meinem Verständnis zeichnet sich ein guter Mediziner nicht nur durch seine gute fachliche und wissenschaftliche

Qualifikation aus, sondern auch durch seine menschliche, nahbare, ehrliche, beharrliche und selbstkritische Art. Ein guter Mediziner darf sich auf seiner guten Ausbildung nicht ausruhen, sondern muss immer bereit sein, zu lernen – nicht nur, um selbst voranzukommen, sondern auch, um die Medizin innovativ weiterzuentwickeln. Es geht dabei immer zuerst um den Patienten und nicht um das Ego des Arztes. Dazu gehört vor allem, dass der Mediziner in eine wertschätzende Kommunikation tritt, sowohl gegenüber den Patienten und deren Angehörigen als auch gegenüber Kollegen, ganz gleich, ob sie gestandene Mediziner oder noch Studierende sind. Wir, die erfahrenen Ärztinnen und Ärzte, müssen es als unsere Pflicht ansehen, die nächste Medizinergeneration bestmöglich auszubilden: Sie muss sogar besser als wir, ihre Lehrer, werden. Ich lege größten Wert darauf, nicht nur Herzchirurgen auszubilden, sondern Persönlichkeiten. Zudem ist mir wichtig, dass ich für Gleichberechtigung sorge, damit diese auch stattfindet.

Die Idee von einem Buch gefiel mir und nahm in meinem Kopf schnell Gestalt an. Mir war klar, ich würde jemanden brauchen, der mein Buch für mich schreibt. Jemand, der mir zuhört, der mich versteht und dem gegenüber ich mein Herz vertrauensvoll öffnen könnte. Denn für ein Buch über mich musste mich jemand richtig kennenlernen. Ohne Wenn und Aber. In Gedanken ging ich die Reihe derjenigen Schreiber durch, die ich inzwischen kennengelernt hatte, und blieb schnell an einem Namen hängen: Doreen Brumme. Die Journalistin hatte mich Ende 2018 für eine Beilage im österreichischen *Standard* interviewt, und wir hatten uns auf Anhieb verstanden. Doreen gelang es damals sehr gut, meine Gedanken auf den Punkt zu bringen. Ihr traute ich diesen Job zu. Außerdem war es mir wichtig, eine Frau an Bord zu holen, die sich damit auch auf neue Weise profilieren könnte.

Ich schrieb Doreen, die mit ihrem Mann und vier Kindern in Hamburg lebt, sofort eine Nachricht und fragte sie direkt, ob sie mein Buch schreiben würde. Lange Rede, kurzer Sinn: Wir sind quasi eins geworden, Doreen kennt mich in- und auswendig und ist der einzige Mensch, dem ich bislang alle meine Facetten gezeigt habe. Doreen, ich danke dir für dein stets einfühlsames Zuhören und Aufschreiben. Ich danke dir für deine weisen Entscheidungen, das eine Thema aufzubohren und das andere zu straffen. Ich habe so manches Gespräch mit dir als therapeutisch empfunden und konnte mir so auch selbst ganz neu begegnen. Ich danke dir, dass du dein Herz und deine Seele in dieses Buch gesteckt hast. Mein herzlicher Dank gilt natürlich auch all denjenigen, die mir für dieses Buch ihre Wortbeiträge beisteuerten: Allen voran danke ich an dieser Stelle meiner Mutter, der viele Lebenserinnerungen Tränen ins Auge trieben und die für das Buch dennoch stundenlang im Interview mit mir und Doreen zusammensaß. Danke auch dir, Fikri, für deine brüderlichen, warmen Worte. Du bist immer für mich da, hast immer einen Rat für deine kleine Schwester. Du bist mein Fels in der Brandung. Ünal, dir danke ich ebenso! Auch wenn uns viele Kilometer trennen, bist du meinem Herzen immer ganz nah. Der lieben Frau Bisping danke ich, dass sie sich mit ihren Mitte neunzig zu Interviews mit mir traf und sich noch so genau an Kleinigkeiten erinnerte, die schon Jahrzehnte zurückliegen. Ihrem bereits verstorbenen Mann, Herrn Bisping, danke ich im Herzen.

Ich sage außerdem Dankeschön an alle meine Wegbereiter und Wegbegleiter in der Medizin, die sich für das Buch haben interviewen lassen und die ich in der Reihenfolge ihres Auftauchens darin aufliste: Okja Bossems, Prof. Dr. med. Paul-Reiner Körfer, Dr. med. Klaus Michael Strauß, Karin Floger und Professor Dr. med. Georg Sabin.

Ganz herzlich bedanke ich mich bei meinem Patienten Marc E. dafür, dass er mir in diesem Buch noch einmal Zugang zu seinem Herzen verschaffte.

Schließlich gilt mein Dank den beiden Powerfrauen in meinem Netzwerk, die nicht nur Wortbeiträge lieferten wie Heidi Oldenkott-Gröhe, sondern die mich im Falle von Natascha Hoffner darüber hinaus auch mit Kontakten zu einem Verlag versorgten, der mein Buch verlegen wollte.

Und damit bin ich schon bei Jennifer Kroll vom Berliner Verlag Eden Books, die sich mein Buch zu ihrem Projekt machte und es mit ihrem ganzen Team professionell betreute, wegen der Corona-Pandemie sogar aus dem Homeoffice heraus. Danke dafür! Das ist auch die beste Gelegenheit, dass ich dem Rheinland Klinikum Neuss meinen Dank dafür ausspreche, dass man mir die Klinikräumlichkeiten öffnete, damit dort das Fotoshooting für mein Buch stattfinden konnte.

Mein größter Dank aber gilt euch, liebe Leserinnen und Leser! Danke, dass ihr bis hierher gelesen habt! Ich hoffe, ich konnte mit meiner Geschichte eure Herzen erreichen. Ich wünsche mir, dass mein Buch dazu beiträgt, dass insbesondere die nachwachsende Generation in der Herzchirurgie und anderswo ihre Leistung im Beruf wertzuschätzen weiß und für deren Wertschätzung eintritt. Nehmt euch selbstbewusst, worauf ihr ein Recht habt und durchstoßt die gläsernen Decken!

Ich freue mich sehr darauf, in regen Austausch mit euch zu treten!

Herzlichst
eure Dilek

Endnoten

1   Quelle: www.bmbf.de/de/patienten-profitieren-langfristig-10733.html, zuletzt abgerufen am 11.06.2020

2   Quelle: www.dso.de/organspende/statistiken-berichte/organtransplantation zuletzt abgerufen am 11.06.2020

3   Quelle: de.statista.com/statistik/daten/studie/200758/umfrage/entwicklung-der-anzahl-der-medizinstudenten, zuletzt abgerufen am 11.06.2020

4   Quelle: www.aufgutemgrund.net/#dilek-guersoy, zuletzt abgerufen am 12.06.2020

5   Quelle: www.mags.nrw/pressemitteilung/gutachten-empfiehlt-grundlegende-reform-der-krankenhausplanung-nordrhein-westfalen, zuletzt aufgerufen am 12.06.2020

6   Quellen: www.bmbf.de/de/patienten-profitieren-langfristig-10733.html und de.wikipedia.org/wiki/Herzinsuffizienz, zuletzt abgerufen am 12.06.2020

Impressum

Dilek Gürsoy mit Doreen Brumme
Ich stehe hier, weil ich gut bin
Allein unter Männern: Eine Herzchirurgin kämpft sich durch
ISBN: 978-3-95910-286-5

Eden Books
Ein Verlag der Edel Germany GmbH
Copyright © 2020 Edel Germany GmbH, Neumühlen 17, 22763
Hamburg
www.edenbooks.de | www.edel.com
1. Auflage 2020

Einige Personen sind aus Gründen des Persönlichkeitsschutzes
anonymisiert.

Projektkoordination: Nina Schumacher
Lektorat: Katharina Theml
Umschlaggestaltung: Favoritbüro
Autorinnenporträts: © Sebastian Knoth
Layout und Satz: Datagrafix GSP GmbH, Berlin | www.datagrafix.com
Druck und Bindung: GGP Media GmbH, Pößneck

Printed in Germany

Dieses Buch ist auch als E-Book erhältlich.

Um die kulturelle Vielfalt zu erhalten, gibt es in Deutschland und in
Österreich die gesetzliche Buchpreisbindung. Für Sie, liebe*r Leser*in,
bedeutet dies, dass Ihr verlagsneues Buch überall dasselbe kostet, egal
ob Sie Ihre Bücher gern im Internet, in einer großen Buchfiliale oder
der kleinen Buchhandlung um die Ecke kaufen.

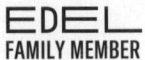

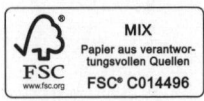